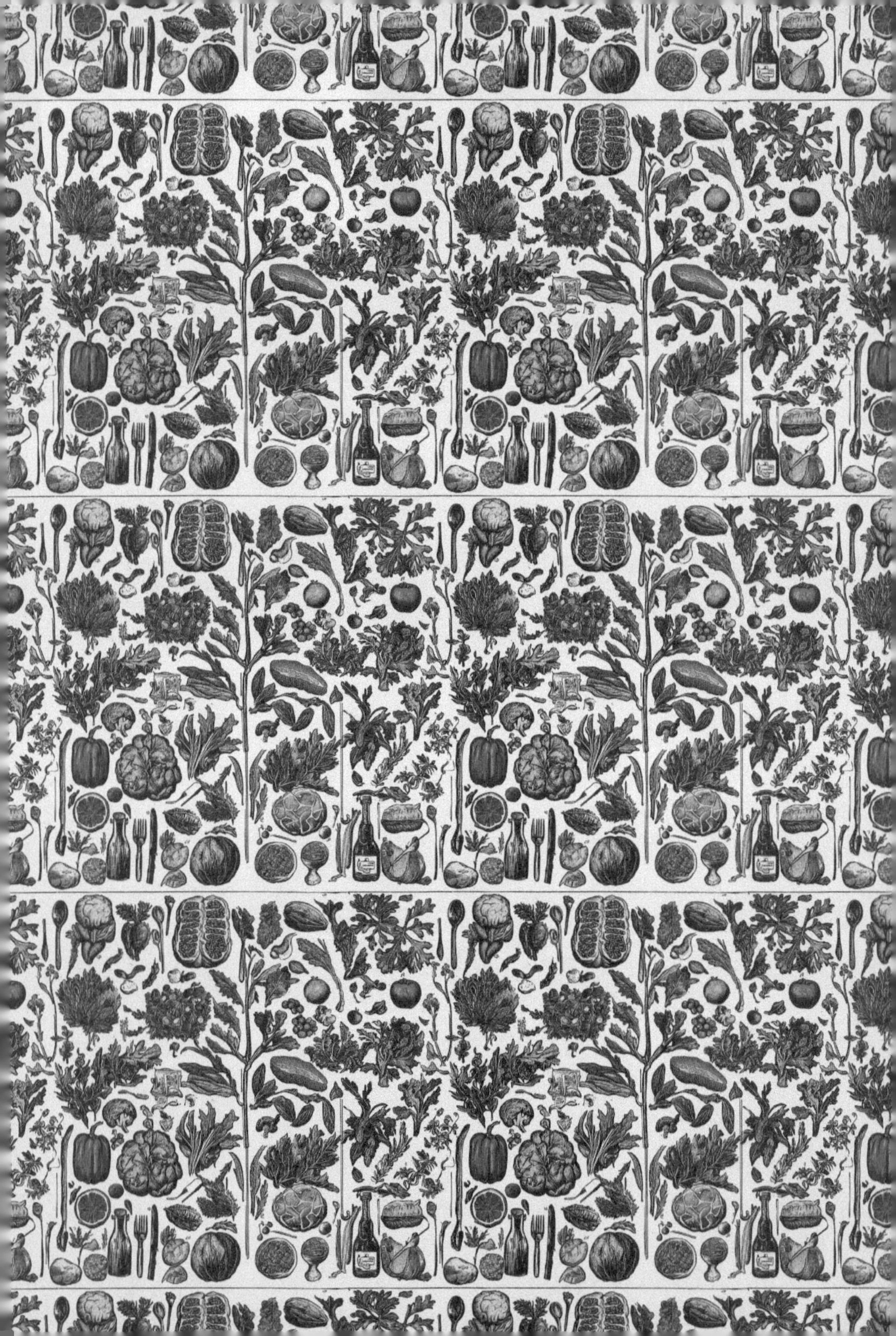

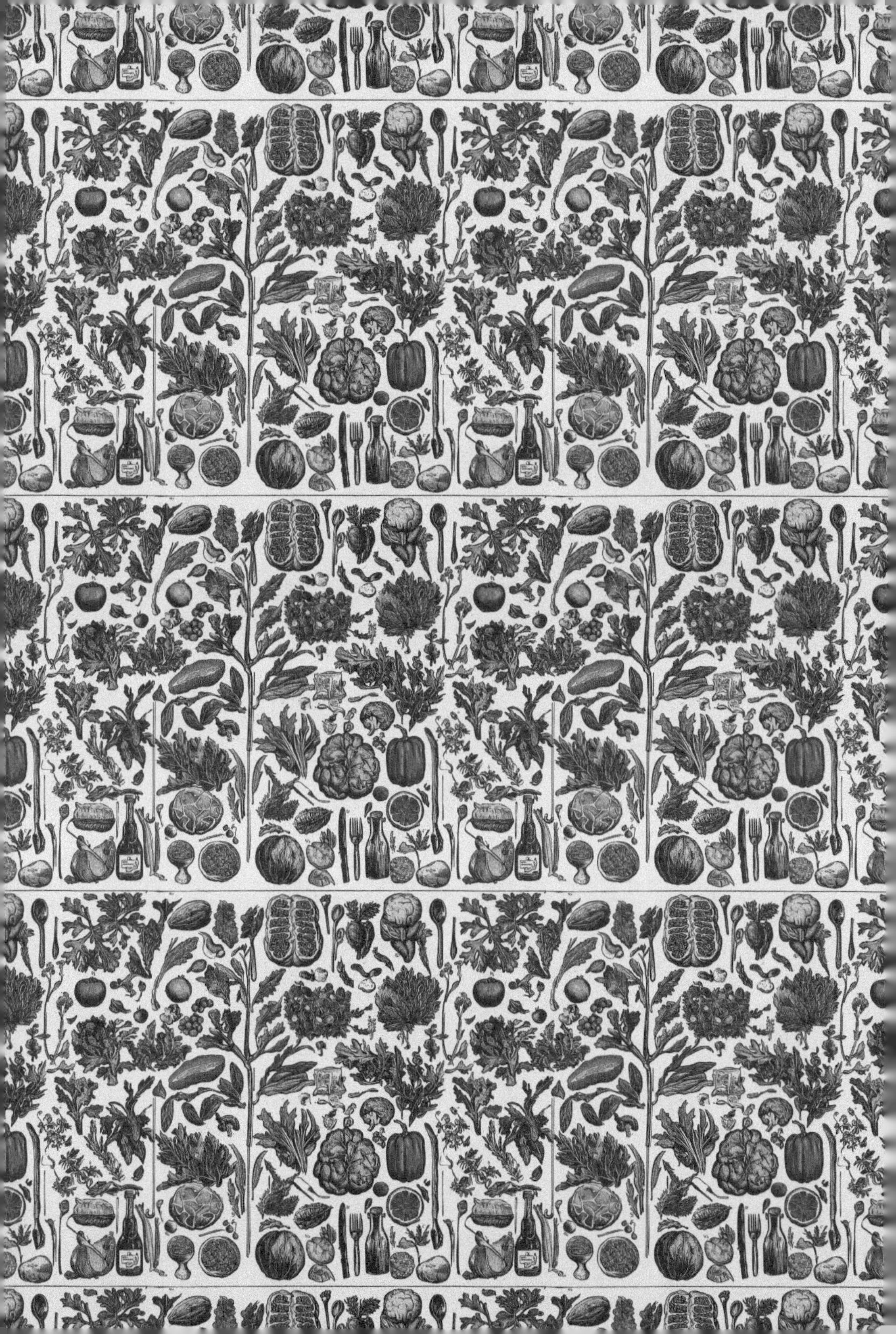

Colophon

Saage Media GmbH
c/o SpinLab – The HHL Accelerator
Spinnereistraße 7
04179 Leipzig, Germany
E-Mail: contact@SaageMedia.com
Web: www.SaageMedia.com
Commercial Register: Local Court Leipzig, HRB 42755 (Handelsregister: Amtsgericht Leipzig, HRB 42755)
Managing Director: Rico Saage (Geschäftsführer)
VAT ID Number: DE369527893 (USt-IdNr.)

Editore: Saage Media GmbH
Pubblicazione: 02.2025
Design della copertina: Saage Media GmbH
ISBN Brossura (it): 978-3-384-52613-7
ISBN Ebook (it): 978-3-384-52614-4

Note legali / Avvisi

I link esterni e i riferimenti alle fonti elencati in questo libro sono stati verificati al momento della pubblicazione. L'autore non ha alcuna influenza sulla progettazione e sui contenuti attuali e futuri delle pagine collegate. Il fornitore del sito web collegato è l'unico responsabile per contenuti illegali, errati o incompleti e per danni derivanti dall'uso o dal mancato uso delle informazioni, non chi fa riferimento alla rispettiva pubblicazione tramite link. Tutte le fonti esterne utilizzate sono elencate nella bibliografia. Nonostante l'accurato controllo dei contenuti, non ci assumiamo alcuna responsabilità per i contenuti di fonti esterne. Gli operatori delle fonti citate sono gli unici responsabili del loro contenuto. Immagini e fonti di terzi sono contrassegnate come tali. La riproduzione, l'elaborazione, la distribuzione e qualsiasi tipo di sfruttamento al di fuori dei limiti del diritto d'autore richiedono il consenso scritto dell'autore o del creatore.
Questo libro è stato tradotto dal tedesco. Non si possono escludere completamente deviazioni dall'originale o errori di traduzione. Tutte le fonti citate nel libro sono disponibili in inglese. Non ci assumiamo alcuna responsabilità per eventuali imprecisioni o malintesi di contenuto derivanti dalla traduzione.
I dati nei diagrammi che non sono esplicitamente contrassegnati con una fonte non si basano su studi ma sono ipotesi non vincolanti per una migliore visualizzazione.
Questo libro è stato creato utilizzando l'Intelligenza Artificiale (IA) e altri strumenti. Tra le altre cose, sono stati utilizzati strumenti per la ricerca, la scrittura/editing e la generazione di illustrazioni decorative. Nonostante i controlli, non si possono escludere completamente gli errori. Vorremmo sottolineare che l'uso dell'IA serve come strumento di supporto per offrire ai nostri lettori un'esperienza di lettura di alta qualità e stimolante.

I riferimenti e le citazioni contenuti in questo libro sono stati accuratamente ricercati e riprodotti nel loro significato. L'interpretazione e la presentazione del contenuto citato riflettono la comprensione dell'autore e non necessariamente corrispondono all'intenzione o all'opinione degli autori originali. Per le citazioni parafrasate, le dichiarazioni principali delle fonti originali sono state incorporate nel contesto di quest'opera secondo le migliori conoscenze e convinzioni, ma possono deviare dalle formulazioni originali e dalle sfumature di significato a causa del trasferimento e della semplificazione. Tutte le fonti utilizzate sono completamente elencate nella bibliografia e possono essere lette lì nell'originale. La responsabilità dell'interpretazione e dell'incorporazione contestuale del contenuto citato è dell'autore di questo libro. Per domande scientifiche e informazioni dettagliate, si raccomanda di consultare le fonti originali. L'autore si è sforzato di presentare argomenti scientifici complessi in modo generalmente comprensibile. Non si possono escludere semplificazioni e generalizzazioni. Non può essere fornita alcuna garanzia per l'accuratezza tecnica e la completezza delle presentazioni semplificate. La riproduzione parafrasata di citazioni e scoperte scientifiche viene effettuata coscienziosamente in conformità con la legge sulle citazioni secondo § 51 UrhG e tutte le disposizioni pertinenti sul diritto d'autore di altri paesi. Quando si semplifica, trasferisce e possibilmente traduce contenuto scientifico in un linguaggio generalmente comprensibile, si possono perdere sfumature di significato e dettagli tecnici. L'autore non rivendica diritti sulle opere citate e rispetta tutti i diritti d'autore degli autori originali. Se viene rilevato un uso non autorizzato, l'autore chiede di essere informato per prendere le misure appropriate. Per scopi accademici e quando utilizzato come riferimento scientifico, si raccomanda espressamente di consultare le fonti originali. La presentazione semplificata serve esclusivamente per informazione scientifica popolare.

Le informazioni contenute in questo libro riguardanti alimentazione, salute mentale e funzione cerebrale sono state accuratamente ricercate, ma non possono sostituire una consulenza medica o nutrizionale individuale. Particolarmente in caso di malattie neurologiche esistenti, disturbi mentali o sospetto di Alzheimer/demenza, è indispensabile una valutazione medica. Le strategie alimentari e le raccomandazioni nutrizionali presentate devono essere intese come misure complementari. Prima di apportare modifiche alla dieta o di assumere integratori alimentari, è consigliabile consultare esperti qualificati in salute. Ciò è particolarmente importante in presenza di patologie preesistenti, assunzione di farmaci o di diete speciali. Nonostante un attento controllo dei contenuti, non si assume alcuna responsabilità per gli effetti delle modifiche alimentari o per l'assunzione dei nutrienti descritti. Gli effetti possono variare da individuo a individuo. Le scoperte scientifiche nel campo della neurologia e dell'alimentazione sono in continua evoluzione. Le informazioni qui presentate corrispondono allo stato delle conoscenze al momento della stampa. Tutti gli studi e le fonti utilizzati sono elencati nella bibliografia. I marchi e i nomi commerciali di terzi sono riconosciuti come tali.

Bendis Saage

Nutrizione del Cervello: Alimentazione e Stile di Vita per la Salute Mentale

Strategie pratiche per migliorare concentrazione e memoria, prevenire Alzheimer e demenza, e ottimizzare il legame tra cervello e corpo

72 Fonti
45 Diagrammi
56 Immagini
7 Illustrazioni

Cari lettori,

vi ringraziamo di cuore per aver scelto questo libro. Con la vostra scelta ci avete dato non solo la vostra fiducia, ma anche parte del vostro prezioso tempo. Lo apprezziamo molto.

Ciò che mangiamo influisce direttamente sulla nostra capacità mentale e sulla salute del cervello a lungo termine. Ma quali nutrienti sono realmente necessari per il nostro cervello? Questo libro specialistico ben documentato mostra le connessioni scientificamente provate tra alimentazione e prestazioni cognitive. Fornisce conoscenze pratiche per un'ottimale fornitura di nutrienti al cervello e offre strategie concrete per la prevenzione dell'Alzheimer e della demenza. I lettori imparano come migliorare la loro concentrazione, alleviare i sintomi dell'ADHD e ripristinare l'equilibrio mente-corpo attraverso un'alimentazione mirata. Vengono considerati sia i risultati neuroscientifici che aspetti olistici come movimento, sonno e allenamento mentale. Una guida scientificamente fondata che spiega in modo comprensibile le complesse interrelazioni e offre soluzioni pratiche per una maggiore forma mentale. Scoprite ora come potete sostenere in modo duraturo le vostre capacità mentali attraverso una corretta alimentazione.

Questa guida fornisce informazioni comprensibili e pratiche su un argomento complesso. Grazie a strumenti digitali autoprodotti che utilizzano anche reti neurali, siamo stati in grado di condurre ricerche approfondite. I contenuti sono stati strutturati in modo ottimale e sviluppati fino alla versione finale per fornire una panoramica ben fondata e facilmente accessibile. Il risultato: ottieni una visione completa e benefici di spiegazioni chiare ed esempi illustrativi. Anche il design visivo è stato ottimizzato attraverso questo metodo avanzato in modo da poter cogliere e utilizzare rapidamente le informazioni.

Ci impegniamo per la massima precisione, ma siamo grati per qualsiasi segnalazione di possibili errori. Visitate il nostro sito web per trovare le ultime correzioni e aggiunte a questo libro. Queste saranno incorporate anche nelle edizioni future.

Speriamo che vi piaccia leggere e scoprire cose nuove! Se avete suggerimenti, critiche o domande, attendiamo il vostro feedback. Solo attraverso uno scambio attivo con voi lettori le future edizioni e opere potranno diventare ancora migliori. Restate curiosi!

Bendis Saage

Saage Media GmbH - Squadra

- www.SaageBooks.com/it
- support@saagemedia.com
- Spinnereistraße 7 - c/o SpinLab – The HHL Accelerator, 04179 Leipzig, Germany

Accesso rapido alla conoscenza

Per garantire un'esperienza di lettura ottimale, desideriamo familiarizzarvi con le caratteristiche principali di questo libro:

- **Struttura Modulare:** Ogni capitolo è autonomo e può essere letto indipendentemente dagli altri.
- **Ricerca Approfondita:** Tutti i capitoli si basano su ricerche approfondite e sono supportati da riferimenti scientifici. I dati mostrati nei diagrammi servono per una migliore visualizzazione e si basano su ipotesi, non sui dati forniti nelle fonti. Un elenco completo delle fonti e dei crediti delle immagini si trova nell'appendice.
- **Terminologia Chiara:** I termini tecnici sottolineati sono spiegati nel glossario.
- **Riassunti dei Capitoli:** Alla fine di ogni capitolo troverete riassunti concisi che vi daranno una panoramica dei punti chiave.
- **Raccomandazioni Concrete:** Ogni sottocapitolo si conclude con un elenco di consigli specifici per aiutarvi a mettere in pratica ciò che avete imparato.

Materiali bonus aggiuntivi sul nostro sito web

Sul nostro sito web pianifichiamo di mettere a disposizione i seguenti materiali esclusivi:

- Contenuti bonus e capitoli aggiuntivi
- Un riepilogo complessivo compatto
- Una versione radiodrammatica. (In pianificazione)

Il sito web è attualmente in costruzione.

www.SaageBooks.com/it/
nutrizione_cerebrale_e_stile_di_vita-bonus-L3FFR3

Indice

1. Nutrizione ottimale per le prestazioni cerebrali

Sapevate che il nostro cervello consuma quotidianamente circa il 20% dell'energia totale del corpo? Una corretta alimentazione influisce in modo decisivo sulla nostra capacità di pensare, apprendere e concentrarci. Mentre alcuni alimenti possono stimolare i processi di pensiero, altri possono rallentare visibilmente le prestazioni mentali. La scienza moderna ha ormai decifrato con precisione quali nutrienti il nostro cervello necessita per raggiungere prestazioni ottimali. In questo capitolo scoprirete come sfruttare appieno il vostro potenziale cognitivo attraverso strategie alimentari mirate.

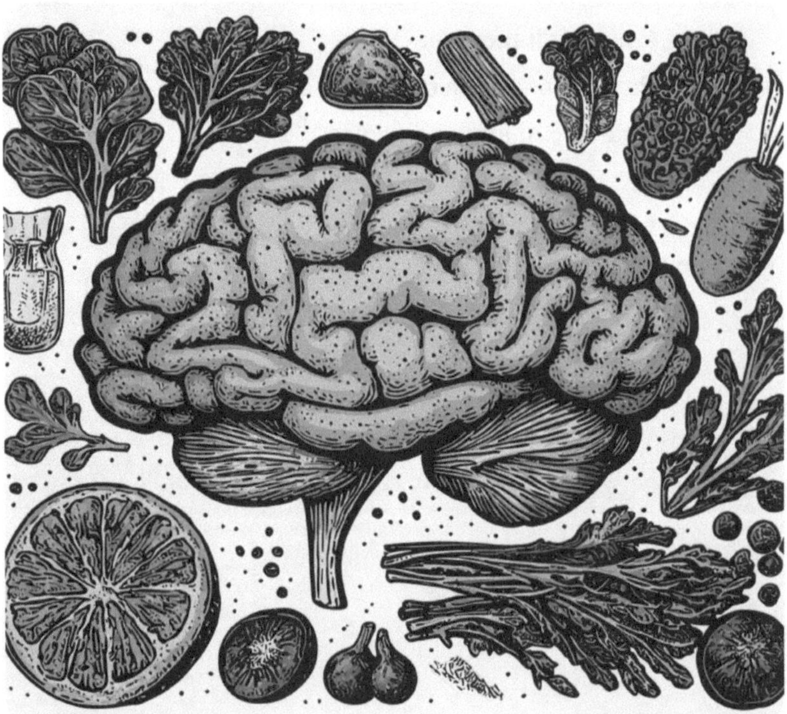

1. 1 Nutrienti per le funzioni cognitive

La capacità cognitiva è essenziale per il successo e il benessere, ma diversi fattori possono influenzarla negativamente. I nutrienti giocano un ruolo cruciale per la salute del cervello e le funzioni cognitive, dalla neurotrasmissione alla plasticità sinaptica. Le carenze possono ridurre le prestazioni e aumentare il rischio di disturbi neurologici e psicologici. Scoprite in questo capitolo quali nutrienti il vostro cervello necessita per funzionare al meglio.

Per un'ottimale funzione cognitiva e salute mentale, è fondamentale un'adeguata fornitura di nutrienti essenziali, in particolare acidi grassi omega-3, vitamine (vitamine del gruppo B, D, E) e minerali (ferro, zinco, iodio, magnesio), attraverso una dieta equilibrata, soprattutto in fasi critiche di sviluppo.

Acidi grassi essenziali e metabolismo cerebrale

Gli acidi grassi sono indispensabili per il metabolismo cerebrale e le funzioni cognitive. In particolare, gli acidi grassi polinsaturi a catena lunga (LC-PUFA), come l'acido docosaesaenoico (DHA) e l'acido eicosapentaenoico (EPA), influenzano i processi neuronali. Il DHA, l'acido grasso omega-3 più comune nel cervello, mantiene l'integrità della membrana e l'eccitabilità neuronale [s1]. Promuove la plasticità sinaptica – la capacità del cervello di adattarsi a nuove informazioni – aumentando la fluidità delle membrane sinaptiche e stimolando l'utilizzo del glucosio e la funzione mitocondriale [s1]. L'EPA, anch'esso un acido grasso omega-3, modifica la neurotrasmissione, riduce la neuroinfiammazione e promuove la sopravvivenza e la neurogenesi [s2]. Gli LC-PUFA sono anche necessari per la neurogenesi, la fluidità della membrana e la sinaptogenesi e influenzano i sistemi di neurotrasmettitori [s3]. Un apporto adeguato di questi acidi grassi durante la gravidanza e l'infanzia è cruciale per lo sviluppo cognitivo e la migrazione neuronale [s3]. Una carenza può avere effetti a lungo termine sullo sviluppo del sistema visivo e della corteccia prefrontale, che è responsabile dell'attenzione e dell'impulsività [s3] [s4]. Il DHA gioca un ruolo particolare, poiché influisce significativamente sullo sviluppo di queste aree cerebrali [s4]. Un equilibrio tra acido linoleico (LA) e acido alfa-linolenico (ALA), entrambi acidi grassi essenziali, è anch'esso importante. Un rapporto troppo alto di LA rispetto a ALA durante la gravidanza può essere associato a prestazioni cognitive inferiori nei bambini [s4]. Per supportare la salute cerebrale, una dieta ricca di acidi grassi omega-3 e povera di grassi saturi può essere utile. Pesce, in particolare varietà grasse come salmone o sgombro, noci e semi come semi di chia o semi di lino, così come oli vegetali come l'olio di lino, sono buone fonti di acidi grassi omega-3. La combinazione di DHA con esercizio fisico regolare può avere effetti sinergici sulla plasticità sinaptica e sulla funzione cognitiva

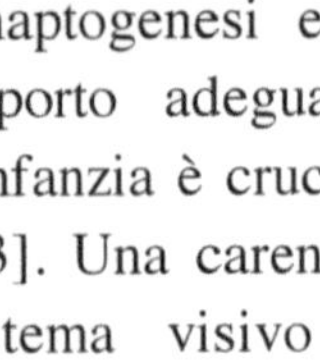

[s1]. Una passeggiata nel parco dopo aver consumato un piatto a base di salmone potrebbe, ad esempio, amplificare gli effetti positivi di entrambe le misure sulla salute cerebrale. Un alto contenuto di grassi saturi, al contrario, può compromettere le basi molecolari dei processi cognitivi e aumentare il rischio di disfunzioni neurologiche [s1]. Un consumo insufficiente di acidi grassi omega-3 è stato inoltre associato a un aumento del rischio di vari disturbi mentali, tra cui disturbi da deficit di attenzione, dislessia, demenza, depressione e schizofrenia [s1].

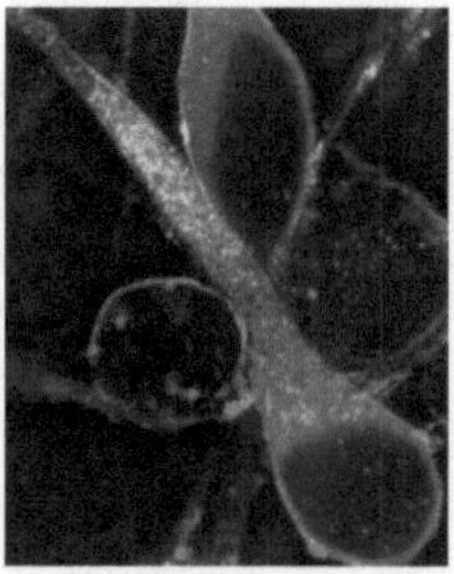

Migrazione neuronale [i1]

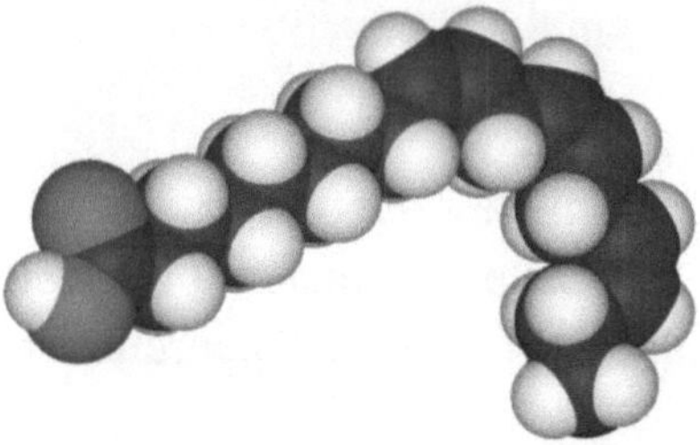

Acido α-linolenico [i2]

Utile sapere

Corteccia prefrontale

La corteccia prefrontale è la parte anteriore del cervello e gioca un ruolo importante nelle funzioni cognitive superiori come pianificazione, decisione e memoria di lavoro.

Processi neuronali

I processi neuronali comprendono tutte le operazioni che contribuiscono alla comunicazione e all'elaborazione delle informazioni nel sistema nervoso. Questi includono la trasmissione degli impulsi nervosi, la formazione di nuove connessioni tra le cellule nervose e l'adattamento a nuove informazioni.

Migrazione neuronale

La migrazione neuronale descrive il movimento delle cellule nervose durante lo sviluppo cerebrale verso la loro destinazione finale. Questo processo è cruciale per la corretta formazione delle strutture cerebrali.

Plasticità sinaptica

La plasticità sinaptica descrive la capacità del cervello di modificare la forza delle connessioni tra le cellule nervose. Questa adattabilità è alla base dell'apprendimento e della memoria.

Assunzione di acidi grassi essenziali per la funzione cognitiva

Assunzione giornaliera raccomandata di AGE per la salute del cervello.

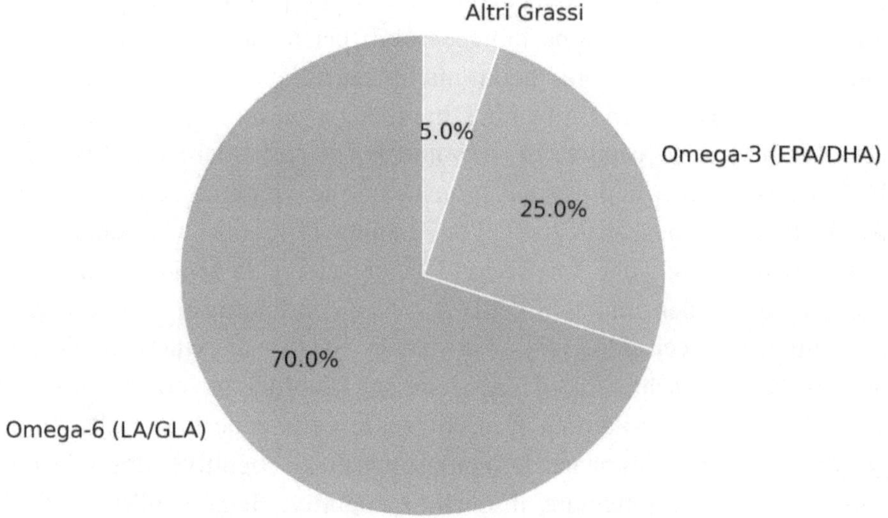

- AG: Altri Grassi
- O3: Omega-3 (EPA/DHA)
- O6: Omega-6 (LA/GLA)

Mantenere un apporto equilibrato di acidi grassi Omega-3 e Omega-6 è fondamentale per una funzione cerebrale ottimale. Sebbene entrambi siano essenziali, la dieta moderna spesso tende a un consumo eccessivo di Omega-6. Questo grafico evidenzia l'importanza di dare priorità agli alimenti ricchi di Omega-3 e di prendere in considerazione l'integrazione per raggiungere un equilibrio più sano per migliorare le prestazioni cognitive e il benessere mentale.

Vitamine per i processi neuronali

Le vitamine svolgono un ruolo cruciale nei processi neuronali che influenzano le nostre capacità cognitive. Agiscono come coenzimi e antiossidanti, supportano la sintesi e il metabolismo dei neurotrasmettitori e contribuiscono alla produzione di energia nelle cellule nervose [s5] [s6]. In particolare, le vitamine del gruppo B sono indispensabili per la salute del cervello. La vitamina B12 è coinvolta nella mielinizzazione, la formazione dello strato protettivo attorno alle fibre nervose, e promuove la crescita del cervello [s7]. Una carenza di vitamine B, in particolare B1, B6, B9 e B12, è associata a depressione, poiché queste vitamine sono essenziali per la funzione neuronale [s8]. La vitamina D regola la produzione di fattori neurotrofici, che favoriscono la crescita e la sopravvivenza dei neuroni e influenzano i livelli dei neurotrasmettitori serotonina e dopamina nel cervello [s8]. Un basso livello di vitamina D può aumentare il rischio di depressione e favorire le compromissioni cognitive [s7]. La vitamina E protegge le cellule nervose dallo stress ossidativo e può alleviare le compromissioni cognitive dopo lesioni cerebrali, oltre a rallentare il declino cognitivo legato all'età [s9]. Il colina, un nutriente simile a una vitamina, è importante per l'integrità strutturale delle membrane cellulari e la mielinizzazione. Studi suggeriscono che un'adeguata assunzione di colina migliori le funzioni cognitive [s9] [s10]. Anche l'acido folico è essenziale per la formazione del sistema nervoso e la sintesi di DNA e RNA. Una carenza di acido folico durante la gravidanza può portare a gravi difetti alla nascita [s10]. Oltre alle vitamine, anche i minerali come ferro e zinco sono rilevanti per lo sviluppo e la funzione neuronale. Il ferro è essenziale per il trasporto dell'ossigeno nel cervello e una carenza può portare a compromissioni cognitive [s7] [s10]. Lo zinco influisce sullo sviluppo motorio, nonché sull'attenzione e sulla memoria a breve termine [s10]. Per garantire un'adeguata assunzione di questi importanti micronutrienti, è consigliabile seguire

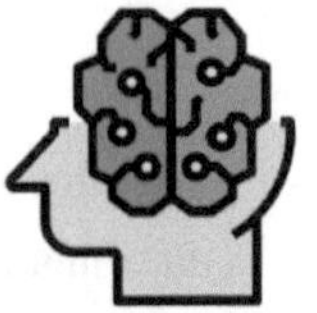

una dieta equilibrata con una varietà di frutta, verdura, cereali integrali, latticini, noci, semi e carne magra. Un pasto a base di pane integrale, ricotta e un'insalata colorata può supportare l'assunzione di vitamine del gruppo B, vitamina D, ferro e zinco, contribuendo così a una funzione cerebrale ottimale.

Utile sapere

Micronutrienti

I micronutrienti come le vitamine e i minerali sono essenziali per la funzione cerebrale, anche se presenti in piccole quantità. Svolgono un ruolo in vari processi che influenzano le capacità cognitive.

Neurotrasmettitori

I neurotrasmettitori sono sostanze chimiche che trasmettono segnali tra le cellule nervose, influenzando così l'umore, la memoria, la concentrazione e altre funzioni cognitive. Nutrienti come le vitamine del gruppo B e la vitamina D giocano un ruolo nella loro sintesi e regolazione.

Processi neuronali

I processi neuronali comprendono tutte le attività che avvengono all'interno e tra le cellule nervose, inclusi la trasmissione dei segnali, l'elaborazione delle informazioni e la formazione della memoria. I nutrienti svolgono un ruolo importante nel supportare questi processi.

Stress ossidativo

Lo stress ossidativo si verifica a causa di uno squilibrio tra radicali liberi e antiossidanti nel corpo. Questo stress può danneggiare le cellule cerebrali e portare a compromissioni cognitive. Nutrienti con proprietà antiossidanti, come la vitamina E, possono aiutare a ridurre questo stress.

Vitamine importanti per le funzioni cognitive

Fabbisogno vitaminico per la salute del cervello

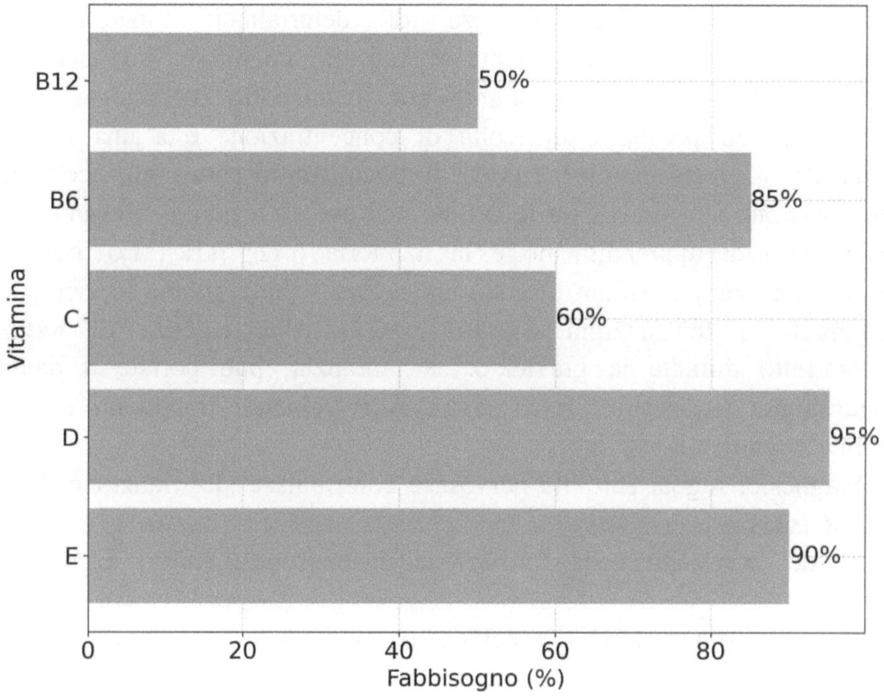

B12: Vitamina B12

B6: Vitamina B6

C: Vitamina C

D: Vitamina D

E: Vitamina E

Le vitamine B6, B12 e D sembrano essere particolarmente importanti per le funzioni cognitive. Un adeguato apporto di queste vitamine potrebbe supportare la salute del cervello. Anche la vitamina C ed E svolgono un ruolo, ma apparentemente in misura minore.

Minerali e oligoelementi

I minerali e gli oligoelementi, sebbene necessari in piccole quantità, sono essenziali per il funzionamento ottimale del cervello. Agiscono come cofattori per gli enzimi coinvolti nella neurotrasmissione e in altri processi neurali. Una carenza di determinati minerali può compromettere significativamente le capacità cognitive. Ad esempio, una carenza di ferro, importante per il trasporto dell'ossigeno nel cervello, può portare a difficoltà di concentrazione e a una ridotta capacità di prestazione [s11] [s12]. Il zinco, d'altra parte, influisce sulla trasmissione dei segnali tra le cellule nervose ed è quindi rilevante per i processi di apprendimento e la memoria [s11] [s12]. Lo iodio è essenziale per gli ormoni tiroidei, che a loro volta regolano lo sviluppo cerebrale e le funzioni cognitive [s13]. Una carenza di iodio, soprattutto durante la gravidanza e l'infanzia, può portare a danni neurologici irreversibili [s13] [s14]. Altri minerali importanti per la salute cognitiva sono:

- Magnesio: regola l'attività nervosa e contribuisce alla riduzione dello stress [s11]
- Rame: coinvolto nella formazione di neurotrasmettitori e mielina [s11]
- Selenio: protegge le cellule nervose dallo stress ossidativo [s11] [s13]

Particolarmente nelle fasi critiche dello sviluppo, come la gravidanza e i primi anni di vita, è fondamentale un'adeguata fornitura di questi mikronaehrstoffen, poiché pongono le basi per uno sviluppo cerebrale sano [s12] [s15] [s14]. Una dieta equilibrata, ricca di cereali integrali, legumi, noci, semi e verdure a foglia verde, può contribuire a soddisfare il fabbisogno di questi nutrienti importanti. Tuttavia, un'integrazione mirata dovrebbe avvenire solo dopo consultazione con un medico o un nutrizionista. Ad esempio, il consumo di sale iodato o l'integrazione di alimenti ricchi di selenio come le noci del Brasile può fornire un contributo prezioso per un'adeguata fornitura e quindi promuovere la salute cognitiva.

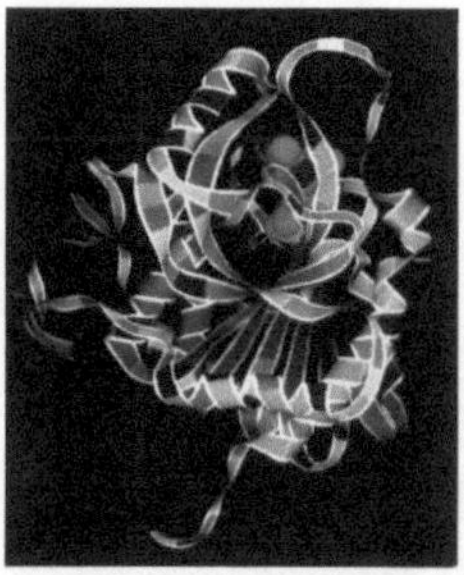

Enzima [i3]

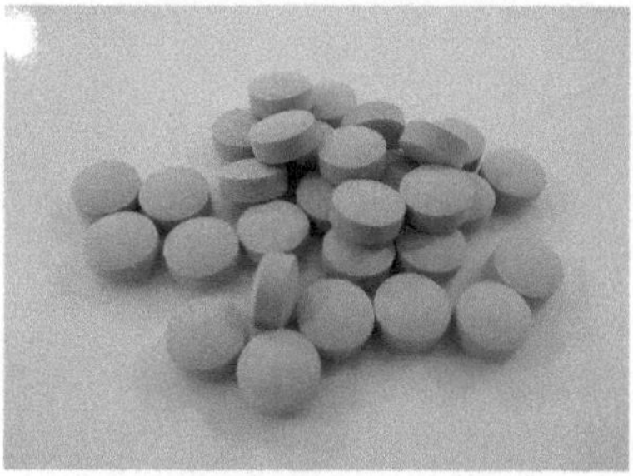

Supplementazione [i4]

Minerali chiave per la funzione cognitiva

Impatto dei minerali sulla salute del cervello

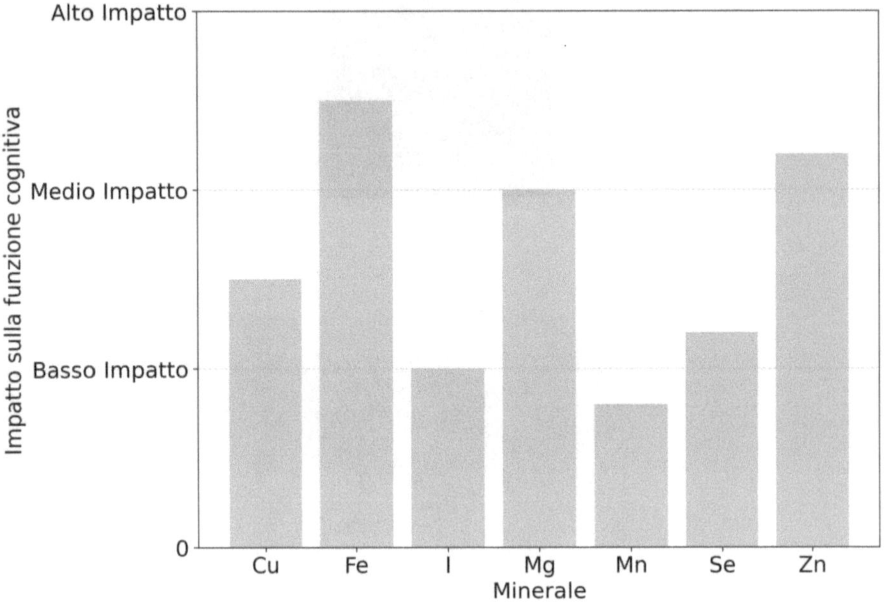

Cu: Rame

Fe: Ferro

I: Iodio

Mg: Magnesio

Mn: Manganese

Se: Selenio

Zn: Zinco

Questo grafico evidenzia l'importanza relativa di vari minerali nel supportare una funzione cognitiva ottimale. Mentre tutti i minerali elencati svolgono un ruolo, il ferro e lo zinco sembrano particolarmente cruciali, probabilmente a causa del loro coinvolgimento nella sintesi dei neurotrasmettitori e nella protezione neuronale. Anche il magnesio mostra un forte impatto, probabilmente riflettendo il suo contributo alla gestione dello stress e alla funzione nervosa. Mantenere livelli adeguati di questi minerali attraverso una dieta equilibrata può essere benefico per la salute cognitiva.

Consigli concreti

- Integra regolarmente una manciata di noci o noci del Brasile nella tua dieta.
- Varia le tue fonti di proteine e prova più spesso lenticchie o ceci invece della carne.
- Arricchisci la tua insalata con semi di girasole e semi di zucca per un apporto di zinco e magnesio.
- Bevi tè verde matcha per supportare l'assorbimento dei nutrienti grazie alla sua azione antiossidante.
- Inizia la tua giornata con un frullato di mirtilli: gli antociani contenuti favoriscono la memoria.
- Aggiungi più spesso curcuma ai tuoi piatti durante la cottura; il principio attivo curcumina ha effetti antinfiammatori e protegge le cellule cerebrali.
- Sostituisci lo zucchero raffinato con miele o sciroppo d'acero per evitare fluttuazioni della glicemia e migliorare la concentrazione.
- Concediti regolarmente una tazza di cacao: i flavanoli favoriscono la circolazione sanguigna nel cervello.
- Sperimenta con nuove spezie come rosmarino o salvia, che possono avere effetti positivi sulle prestazioni cognitive.
- Raffina i tuoi piatti con alghe per aumentare naturalmente l'apporto di iodio.
- Integra tecniche di rilassamento come la meditazione nella tua routine quotidiana per ridurre lo stress e ottimizzare l'assorbimento dei nutrienti.
- Assicurati di avere un'adeguata idratazione, idealmente con acqua ricca di minerali.
- Combina consapevolmente i tuoi pasti con l'attività fisica per migliorare l'assorbimento dei nutrienti nel cervello.

1. 2 Pianificazione dei pasti per le prestazioni mentali

La corretta pianificazione dei pasti influisce in modo significativo sulla nostra capacità mentale. Il momento, la frequenza e la composizione dei pasti hanno un impatto diretto sulle funzioni cognitive come memoria, concentrazione e attenzione. Un'alimentazione squilibrata e le fluttuazioni della glicemia possono compromettere queste funzioni e persino aumentare il rischio di problemi psicologici. Pertanto, un'ottimale fornitura di nutrienti al cervello richiede una strategia ben ponderata. Scoprite in questo capitolo come organizzare i vostri pasti per massimizzare le vostre performance mentali e migliorare il vostro benessere psicologico.

Frequenti pasti equilibrati con carboidrati non raffinati, grassi sani e adeguate proteine, distribuiti durante la giornata e combinati con movimento, favoriscono le prestazioni mentali e stabilizzano l'umore attraverso un equilibrio ormonale equilibrato e il controllo della glicemia.

Distribuzione dell'assunzione di cibo

La distribuzione dell'assunzione di cibo durante la giornata influisce sulle prestazioni mentali. Studi dimostrano l'importanza della colazione per le funzioni cognitive come attenzione e memoria [s16]. Un pasto mattutino migliora l'apporto energetico al cervello, in particolare nei bambini, il cui metabolismo del glucosio è maggiore rispetto agli adulti [s17]. Non solo il momento, ma anche il tipo di alimenti consumati influisce sulla salute mentale. Carboidrati non raffinati e grassi sani hanno effetti positivi sulla salute cognitiva, mentre i carboidrati raffinati e i grassi saturi sono associati a una ridotta funzione cognitiva [s16]. Anche la frequenza dei pasti influisce sulle reazioni psicologiche e sui comportamenti [s18]. Una dieta squilibrata, ricca di carboidrati altamente lavorati, può aumentare il rischio di depressione e intensificare i sintomi esistenti [s19]. L'indice glicemico degli alimenti consumati gioca un ruolo in questo. Un alto indice glicemico porta a fluttuazioni della glicemia, che possono influenzare negativamente l'umore [s19]. Una dieta equilibrata, ricca di micronutrienti, può invece avere effetti antinfiammatori e alleviare i sintomi depressivi [s19]. Un esempio è la dieta mediterranea, che promuove la diversità della flora intestinale e ha effetti positivi sulla salute mentale [s20]. Questo effetto positivo è mediato dalla produzione di acidi grassi a catena corta (SCFAs), stimolata dal consumo di fibre e alimenti prebiotici [s20]. Gli SCFAs hanno un effetto neuroprotettivo e supportano la comunicazione tra intestino e cervello. L'integrazione di alimenti integrali invece di nutrienti isolati può avere effetti sinergici sulla flora intestinale e sulla salute mentale [s20].

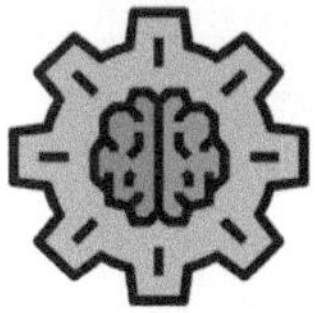

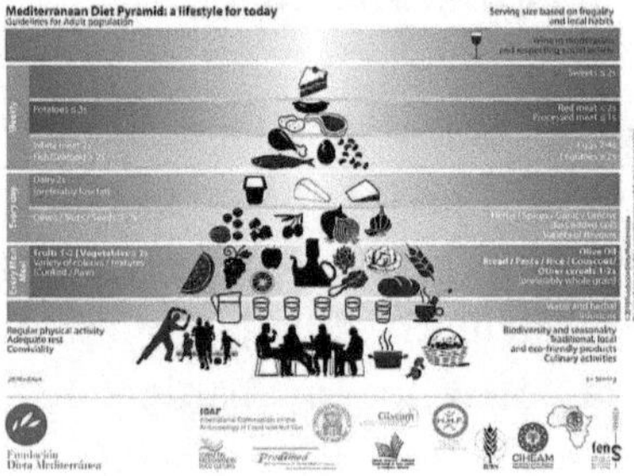

Dieta mediterranea [i5]

Utile sapere

Carboidrati non raffinati

Carboidrati che si presentano nella loro forma naturale, come cereali integrali, frutta e verdura. Forniscono energia al cervello in modo lento e continuo, supportando così le prestazioni mentali.

Dieta mediterranea

Uno stile alimentare ricco di frutta, verdura, cereali integrali, legumi, noci, olio d'oliva e pesce. È associato a una migliore funzione cognitiva e a un minor rischio di malattie mentali.

Metabolismo del glucosio

Descrive il processo di elaborazione del glucosio (zucchero) nel corpo, che serve come principale fonte di energia per il cervello. Un metabolismo del glucosio stabile è importante per funzioni cognitive ottimali.

Neuroprotettivo

Protettivo per le cellule nervose e il sistema nervoso. Una dieta neuroprotettiva può contribuire a proteggere il cervello dai danni e a mantenere la funzione cognitiva.

Effetti sinergici

L'effetto combinato di diversi fattori, che è maggiore della somma dei loro effetti individuali. In relazione alla dieta, ciò significa che la combinazione di diversi nutrienti può avere un effetto positivo più forte sulla salute rispetto ai singoli nutrienti da soli.

Distribuzione ottimale dei pasti per la funzione cognitiva

Visualizzazione dei rapporti ideali tra i pasti per la salute del cervello.

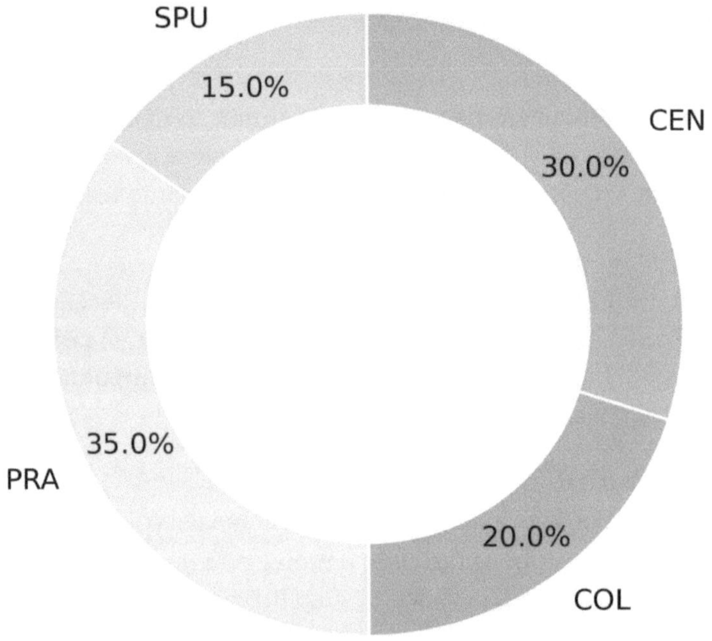

CEN: Cena (20%)
COL: Colazione (30%)
PRA: Pranzo (35%)
SPU: Spuntini (15%)

Questo grafico evidenzia l'importanza di un'alimentazione equilibrata durante il giorno per una funzione cognitiva ottimale. Una colazione sostanziosa alimenta il cervello per la mattina, mentre un pranzo moderato mantiene i livelli di energia. Una cena più leggera previene lo sforzo digestivo durante il sonno e spuntini programmati strategicamente prevengono cali di energia e promuovono una concentrazione costante.

Composizione di pasti equilibrati

Pasti equilibrati per una funzione cerebrale ottimale non considerano solo il momento e la frequenza dell'assunzione di cibo, ma soprattutto la composizione dei piatti. Un apporto ottimale di nutrienti per il cervello richiede il giusto equilibrio di macro- e mikronaehrstoffe. I micronutrienti come le vitamine del gruppo B e il ferro svolgono un ruolo importante nei processi cognitivi. [s21] Una carenza di questi nutrienti può portare a compromissioni delle capacità cognitive. Oltre ai micronutrienti, anche i macronutrienti influenzano la funzione cerebrale. Una dieta ricca di proteine può avere un effetto positivo sulla memoria. [s21] Le proteine forniscono aminoacidi, i mattoni per i neurotransmitter, che garantiscono la comunicazione tra le cellule nervose. Allo stesso tempo, una riduzione dei grassi, in particolare degli acidi grassi saturi, può proteggere da compromissioni cognitive. [s21] Anche il tipo di fonti di grasso gioca un ruolo: mentre il consumo di pesce, ricco di acidi grassi Omega-3, è associato a un rischio ridotto di problemi cognitivi, il consumo di carne rossa può avere effetti negativi sulla funzione cognitiva. [s21] Un piano alimentare ricco di pesce, pollame, legumi, frutta e verdura fornisce nutrienti preziosi e può costituire la base per una sana prestazione mentale. Un tale menu non solo fornisce le proteine e i micronutrienti necessari, ma anche fibre, che influenzano positivamente la salute intestinale e indirettamente la funzione cerebrale attraverso la asse intestino-cervello.

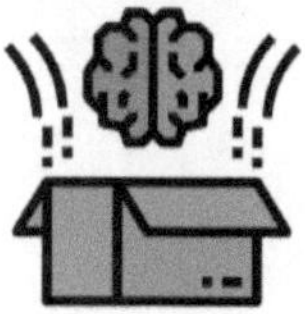

Utile sapere

Asse intestino-cervello

Descrive la complessa connessione tra intestino e cervello. La salute intestinale può influenzare la funzione cerebrale e la salute mentale. Le fibre promuovono una flora intestinale sana, che a sua volta può avere effetti positivi sul cervello.

Macronutrienti

Sono i principali nutrienti di cui il corpo ha bisogno in quantità maggiori per ottenere energia e mantenere le funzioni corporee. Questi includono carboidrati, proteine e grassi. Il giusto equilibrio di questi nutrienti è fondamentale per una funzione cerebrale ottimale e prestazioni mentali.

Pasto equilibrato per la funzione cognitiva

Distribuzione dei macronutrienti per una salute ottimale del cervello.

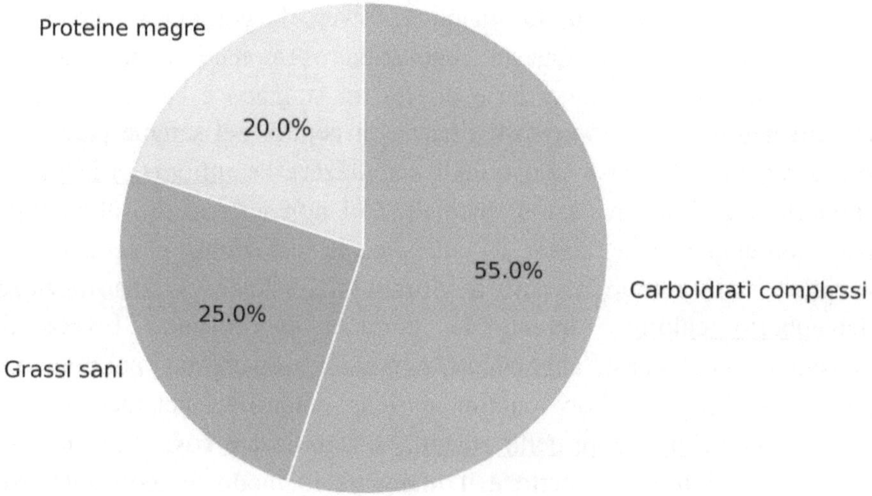

- CAR: Carboidrati complessi (45-65%)
- FAT: Grassi sani (20-35%)
- PRO: Proteine magre (20-30%)

Questo grafico evidenzia il bilancio ideale dei macronutrienti per supportare la funzione cognitiva. Una parte significativa proviene da carboidrati complessi, che forniscono energia sostenuta al cervello. I grassi sani sono cruciali per la struttura e la funzione del cervello, mentre le proteine magre forniscono gli amminoacidi necessari per la produzione di neurotrasmettitori. Questo equilibrio garantisce livelli di zucchero nel sangue stabili, promuovendo la concentrazione e prevenendo l'affaticamento mentale.

Tempi di assunzione degli alimenti

Il momento giusto per l'assunzione degli alimenti influisce in modo significativo sulla nostra capacità mentale e sul nostro benessere. Come già accennato, la colazione gioca un ruolo importante per le funzioni cognitive. Inoltre, l'assunzione di cibo regola il rilascio di ormoni come l'insulina e il GLP-1, che a loro volta promuovono i processi cognitivi e l'attività sinaptica, ovvero la comunicazione tra le cellule nervose [s22]. Questa regolazione ormonale agisce su due livelli: attraverso la connessione diretta tra stomaco e cervello tramite circuiti neuronali e attraverso il rilascio di peptidi nel sangue [s22]. Un ritmo regolare dei pasti può quindi stabilizzare l'equilibrio ormonale e supportare così le prestazioni mentali. Chi non ha appetito al mattino può comunque beneficiare di una piccola colazione e sentirsi più sveglio e concentrato durante il giorno [s23]. Anche la distribuzione dell'apporto calorico durante la giornata è rilevante. Invece di consumare pochi pasti abbondanti, è possibile optare per porzioni più piccole – idealmente con spuntini nutrienti come noci nel mezzo [s23] – per evitare fluttuazioni della glicemia e stabilizzare così le prestazioni mentali. Un ulteriore aspetto è il mangiare in modo temporizzato. Ad esempio, una cena anticipata può influenzare positivamente la sensibilità all'insulina e altri marcatori metabolici, mentre mangiare tardi può avere effetti opposti [s24]. Il digiuno intermittente, con varianti come l'assunzione di cibo limitata nel tempo o il digiuno alternato, offre anche opportunità per ottimizzare la funzione cerebrale attraverso orari di pasto mirati [s24]. La combinazione di alimentazione e movimento amplifica ulteriormente gli effetti positivi sulla synaptische_plastizitaet e le funzioni cognitive [s22]. Una passeggiata dopo pranzo può quindi promuovere la forma mentale.

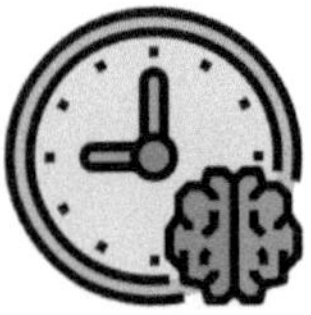

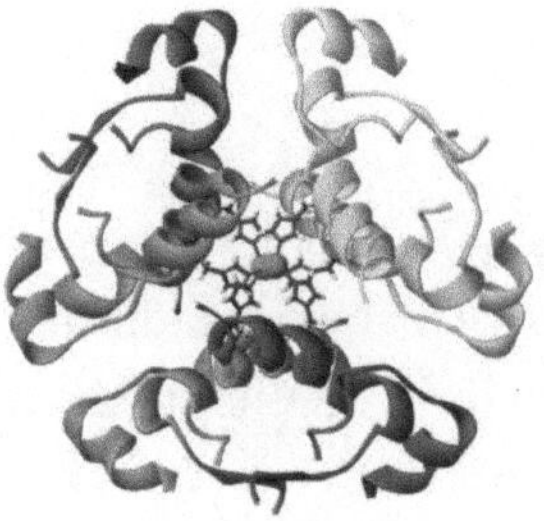

Insulina [i6]

Utile sapere

Apporto calorico

La quantità di energia assunta attraverso il cibo. Il corretto apporto calorico e la distribuzione durante la giornata sono importanti per una stabilità delle prestazioni mentali.

Cognitivo

Si riferisce alle capacità mentali come percezione, pensiero, apprendimento e memoria, che possono essere influenzate positivamente da una dieta equilibrata.

Equilibrio ormonale

L'equilibrio degli ormoni nel corpo. Un equilibrio ormonale bilanciato è importante per funzioni cognitive ottimali e benessere emotivo. L'alimentazione gioca un ruolo cruciale nella regolazione dell'equilibrio ormonale.

Fluttuazioni della glicemia

Variazioni nei livelli di zucchero nel sangue che possono influenzare negativamente la concentrazione e le prestazioni cognitive. Una dieta equilibrata può aiutare a minimizzare le fluttuazioni della glicemia.

Digiuno intermittente

Un modello alimentare caratterizzato dall'alternanza tra fasi di alimentazione e digiuno. Esistono diversi metodi di digiuno intermittente che possono influenzare positivamente la funzione cognitiva e la salute del cervello.

Impatto del tempo dei pasti sulle prestazioni mentali

Correlazione tra l'orario dei pasti e le funzioni cognitive durante il giorno.

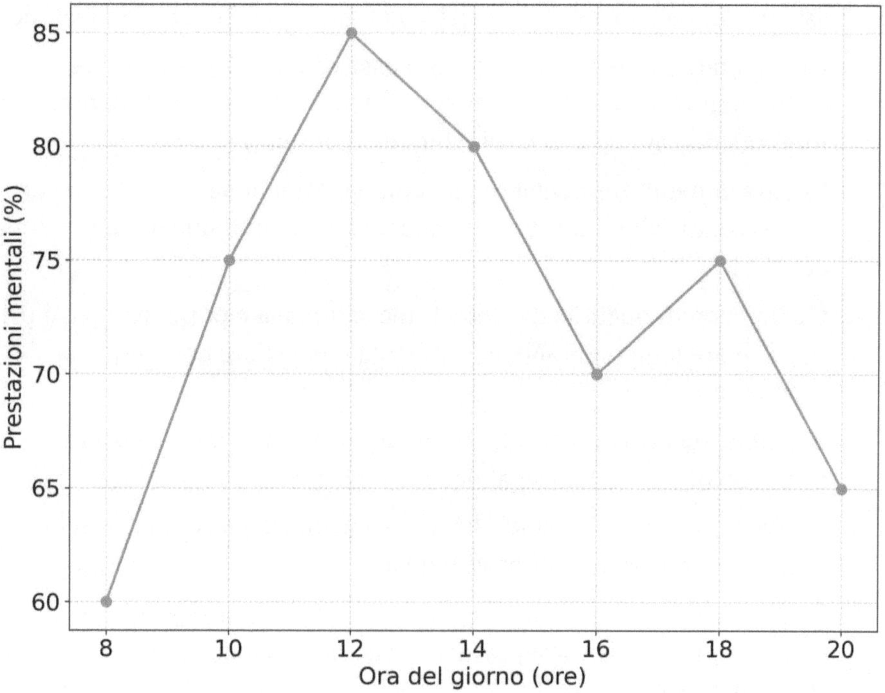

Questo grafico illustra come i pasti programmati strategicamente possano influenzare positivamente la chiarezza mentale e i livelli di energia. Livelli di energia costanti vengono mantenuti evitando picchi e cali elevati. I dati suggeriscono che pasti più piccoli e frequenti aiutano a prevenire cali di energia e a mantenere la concentrazione, mentre un apporto nutrizionale equilibrato supporta una funzione cerebrale ottimale. Un calo delle prestazioni cognitive può essere osservato più tardi nella giornata, potenzialmente influenzato da fattori che vanno oltre l'orario dei pasti.

Consigli concreti

- Pianifica i tuoi pasti in anticipo per evitare decisioni impulsive e poco salutari e mantenere costante la tua capacità mentale.
- Crea una 'scorta d'emergenza' con snack salutari come frutta secca o frutta disidratata per prevenire attacchi di fame.
- Mangia in modo consapevole e lento per percepire i segnali di sazietà del tuo corpo e così evitare la fame e i cali di concentrazione.
- Concentrati esclusivamente sul tuo pasto durante i pasti e evita distrazioni come la televisione o lo smartphone, per favorire una migliore digestione e assorbimento dei nutrienti.
- Integra alimenti fermentati come crauti o kimchi nella tua dieta per rafforzare la salute intestinale e supportare indirettamente la funzione cerebrale.
- Cucina grandi quantità durante il fine settimana e porziona i pasti per risparmiare tempo durante la settimana e mangiare comunque in modo sano.
- Scambia idee con amici o familiari su ricette salutari e consigli nutrizionali per motivarvi a vicenda e raccogliere nuove idee.
- Visita un mercato contadino locale per acquistare prodotti freschi e regionali e rendere i tuoi pasti più vari.
- Dedica tempo alla preparazione dei tuoi pasti e considera la cucina come una forma di consapevolezza che influisce positivamente sulla tua salute mentale.
- Crea un ambiente piacevole per i pasti con un'atmosfera rilassata per favorire la digestione e goderti di più il cibo.
- Rifletti regolarmente sulle tue abitudini alimentari e apporta modifiche se necessario, per ottimizzare continuamente la tua capacità mentale.

1. 3 Alimenti che promuovono la concentrazione

Difficoltà di concentrazione e cali di rendimento influenzano la vita quotidiana e limitano lo sviluppo personale. Una corretta alimentazione fornisce al cervello i nutrienti necessari per un'ottimale capacità di prestazione e può contribuire a una maggiore concentrazione e chiarezza mentale. Dai picchi energetici a breve termine causati dallo zucchero a una concentrazione duratura grazie alla giusta combinazione di nutrienti: il modo di alimentarsi gioca un ruolo decisivo. Questo capitolo esplora il legame tra alimentazione e concentrazione e mostra come specifici alimenti possano supportare la funzione cerebrale. Scoprite come potete migliorare in modo sostenibile le vostre capacità cognitive attraverso una selezione mirata di cibi.

Per una concentrazione ottimale e una performance cerebrale, un equilibrio adeguato di micronutrienti è fondamentale, poiché diverse vitamine, minerali e oligoelementi agiscono sinergicamente per garantire la produzione di energia, la funzione dei neurotrasmettitori e la protezione dallo stress ossidativo.

Fornitori di energia naturali

I fornitori di energia naturali giocano un ruolo cruciale nella capacità di concentrazione e nel benessere generale. Invece di fare affidamento su picchi energetici a breve termine derivanti da carboidrati altamente lavorati, che possono portare a fluttuazioni della glicemia e, infine, a un calo di energia [s25], è consigliabile concentrarsi su alimenti che forniscono energia in modo sostenibile al corpo. Gli acidi grassi omega-3, presenti nel pesce grasso come il salmone o lo sgombro, supportano i processi cognitivi e la funzione delle sinapsi, i punti di connessione tra le cellule nervose [s26]. Al contrario, gli acidi grassi saturi possono compromettere l'elaborazione cognitiva [s26]. Gli antiossidanti, presenti ad esempio nelle bacche e nel curcuma, proteggono le cellule dallo stress ossidativo e contribuiscono alla synaptischen_plastizitaet, migliorando l'adattabilità del cervello [s26]. Un'adeguata assunzione di vitamine, in particolare delle vitamine del gruppo B, è anch'essa importante per le prestazioni mnemoniche e la salute cognitiva [s26]. Le vitamine del gruppo B sono coinvolte in numerosi processi metabolici che servono alla produzione di energia [s27]. Lo stesso vale per la vitamina C, il ferro e il magnesio: tutti contribuiscono alla produzione di energia e una carenza può portare a stanchezza e compromissioni cognitive [s27]. Un equilibrio dei micronutrienti è quindi essenziale per una funzione cognitiva ottimale. Le fibre, presenti nei prodotti integrali, nella frutta e nella verdura, promuovono un sano microbioma intestinale [s25]. Questo, a sua volta, produce metaboliti antinfiammatori, che possono avere effetti positivi sulla salute mentale [s25]. Una dieta ricca di alimenti non lavorati come frutta, verdura, legumi, cereali integrali, noci, semi e pesce fornisce al corpo i nutrienti necessari per un apporto energetico duraturo e per la concentrazione [s28]. Un pranzo a base di pane integrale, insalata e pesce grigliato, ad esempio, fornisce energia duratura e supporta la concentrazione nel pomeriggio. Evitare bevande e snack ad alto

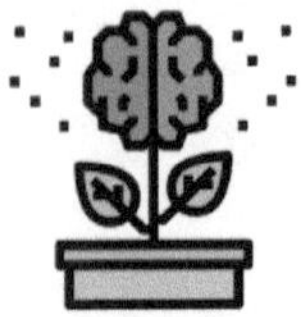

contenuto di zucchero, poiché questi possono fornire un rapido aumento di energia, ma di solito portano a un altrettanto rapido calo della glicemia, il che a sua volta provoca stanchezza e difficoltà di concentrazione.

Utile sapere

Equilibrio dei micronutrienti

L'equilibrio dei micronutrienti si riferisce all'apporto di vitamine e minerali necessari in piccole quantità, ma essenziali per varie funzioni corporee, inclusa la prestazione cognitiva. Un equilibrio dei micronutrienti supporta la funzione ottimale del cervello.

Metaboliti

I metaboliti sono prodotti intermedi o finali del metabolismo. Alcuni metaboliti prodotti dal microbioma intestinale possono ridurre le infiammazioni nel corpo e quindi influenzare positivamente la funzione cognitiva.

Microbioma intestinale

Il microbioma intestinale, noto anche come flora intestinale, comprende l'insieme di tutti i microrganismi che vivono nell'intestino. Un microbioma intestinale sano gioca un ruolo importante per la salute fisica e mentale, poiché influisce, tra l'altro, sulla produzione di neurotrasmettitori e sostanze antinfiammatorie che supportano la funzione cerebrale e la capacità di concentrazione.

Sinapsi

Le sinapsi sono i punti di connessione tra le cellule nervose, dove le informazioni vengono trasmesse tramite sostanze chimiche. Una funzione sana delle sinapsi è fondamentale per i processi di apprendimento, memoria e concentrazione.

Alimenti che stimolano il cervello: livelli di energia e concentrazione

Impatto energetico di vari alimenti sulla concentrazione

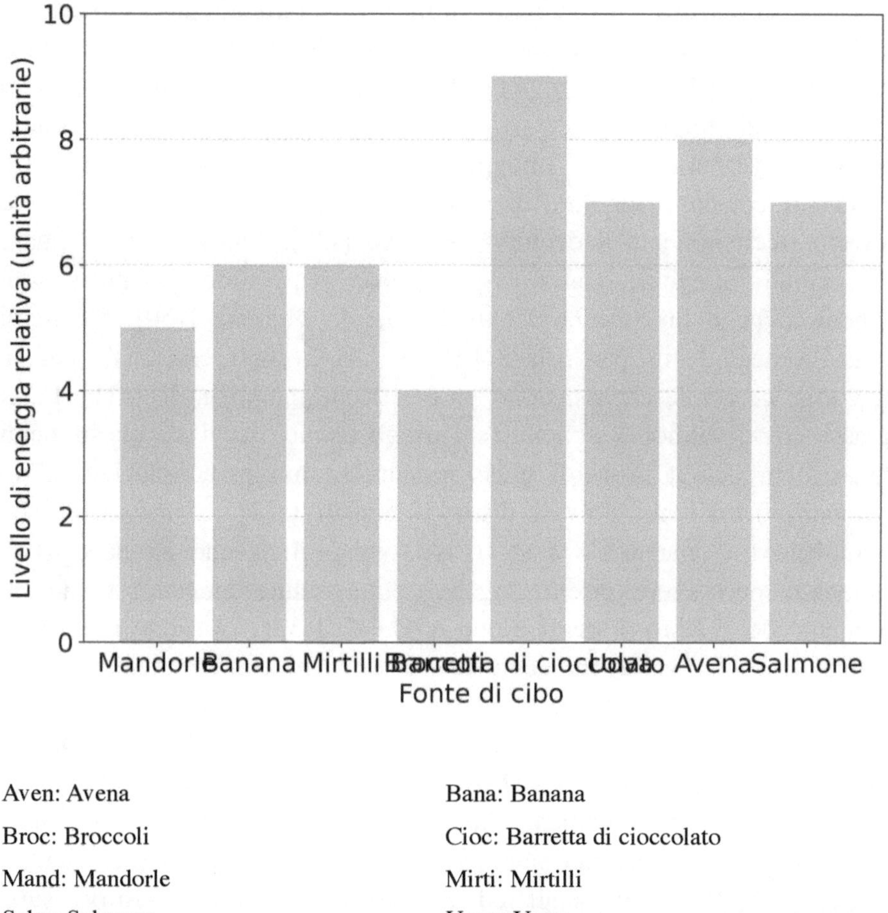

Aven: Avena

Broc: Broccoli

Mand: Mandorle

Salm: Salmone

Bana: Banana

Cioc: Barretta di cioccolato

Mirti: Mirtilli

Uova: Uova

I carboidrati complessi offrono un rilascio di energia sostenuto, supportando la concentrazione per periodi più lunghi. Gli zuccheri semplici forniscono una spinta rapida, ma sono seguiti da un potenziale calo di energia. Includere grassi sani contribuisce alla salute e alla funzione generale del cervello, ma il loro impatto immediato sull'energia è meno pronunciato.

Alimenti che supportano la memoria

Subcapitolo: Alimenti che supportano la memoria Le prestazioni mnemoniche e la concentrazione sono strettamente collegate. Un apporto mirato di nutrienti può influenzare positivamente la memoria. Studi dimostrano che una dieta secondo i principi mediterranei e DASH promuove la salute cognitiva [s29]. Questi regimi alimentari si caratterizzano per un alto contenuto di frutta, verdura, cereali integrali, legumi, noci e olio d'oliva [s30]. Anche il consumo regolare di verdure a foglia verde come spinaci o cavolo riccio rallenta il declino cognitivo [s29]. Una colazione a base di cereali integrali, frutta e noci può supportare le prestazioni mnemoniche e la concentrazione durante la giornata [s30]. Gli acidi grassi omega-3, in particolare EPA e DHA, sono essenziali per la funzione cerebrale e possiedono proprietà antinfiammatorie [s31]. Pesci grassi come salmone, sgombro o aringhe sono ricchi di questi acidi grassi. Un deficit di acidi grassi omega-3, invece, è associato a un aumento del rischio di vari disturbi mentali [s32]. È auspicabile un equilibrio tra omega-3 e acidi grassi omega-6, poiché un eccesso di omega-6 può avere effetti negativi sulla salute mentale, come un aumento del rischio di depressione o ADHD [s33]. La salute intestinale influisce anche sulla funzione cognitiva. Alimenti fermentati come yogurt, crauti o kimchi, così come alimenti prebiotici come cipolle, aglio o banane, promuovono un sano darmmikrobiom [s33]. Questo produce, tra l'altro, acidi grassi a catena corta, che possono influenzare positivamente la funzione cerebrale [s34]. Una dieta mediterranea promuove la diversità dei batteri intestinali ed è associata a effetti positivi sulla salute mentale [s34]. Un adeguato apporto di mikronaehrstoffen è anch'esso rilevante per le prestazioni mnemoniche. Il folato, una vitamina del gruppo B, può contrastare le compromissioni cognitive legate all'età e persino potenziare l'efficacia degli antidepressivi [s32]. Le vitamine del gruppo B si trovano in cereali integrali, legumi e verdure a foglia

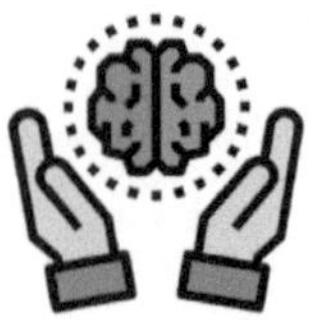

verde. Una combinazione di dieta sana e attività fisica regolare può avere effetti sinergici sulla synaptische e sulle capacità cognitive [s32]. Una passeggiata dopo pranzo può favorire la concentrazione e la memoria.

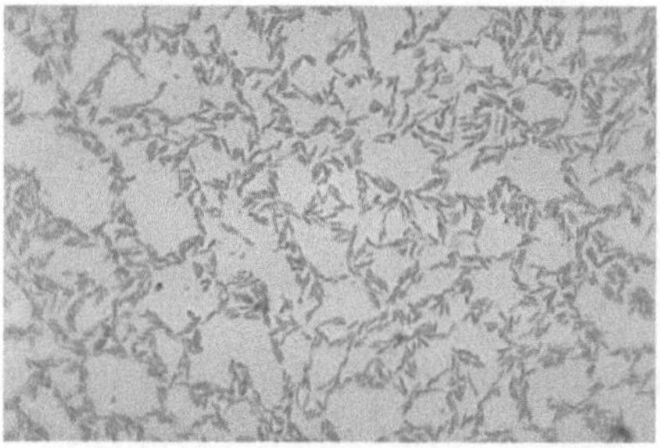

microbioma intestinale [i7]

Utile sapere

Proprietà antinfiammatorie

Le proprietà antinfiammatorie si riferiscono alla capacità di una sostanza di ridurre le infiammazioni nel corpo. Le infiammazioni croniche nel cervello sono associate a compromissioni cognitive.

Principi DASH

La dieta DASH (Dietary Approaches to Stop Hypertension) è ricca di frutta, verdura, cereali integrali e latticini a basso contenuto di grassi. Può supportare la funzione cognitiva regolando la pressione sanguigna e migliorando la salute vascolare, ottimizzando così la circolazione cerebrale.

Dieta mediterranea

La dieta mediterranea, ricca di frutta, verdura, olio d'oliva e pesce, può ridurre il rischio di compromissioni cognitive e migliorare le prestazioni mnemoniche, promuovendo la circolazione cerebrale e contrastando lo stress ossidativo.

Alimenti prebiotici

Gli alimenti prebiotici contengono fibre indigeribili che servono da nutrimento per i batteri benefici nell'intestino, promuovendo così un microbioma intestinale sano.

Miglioramento della memoria

Confronto degli effetti degli alimenti

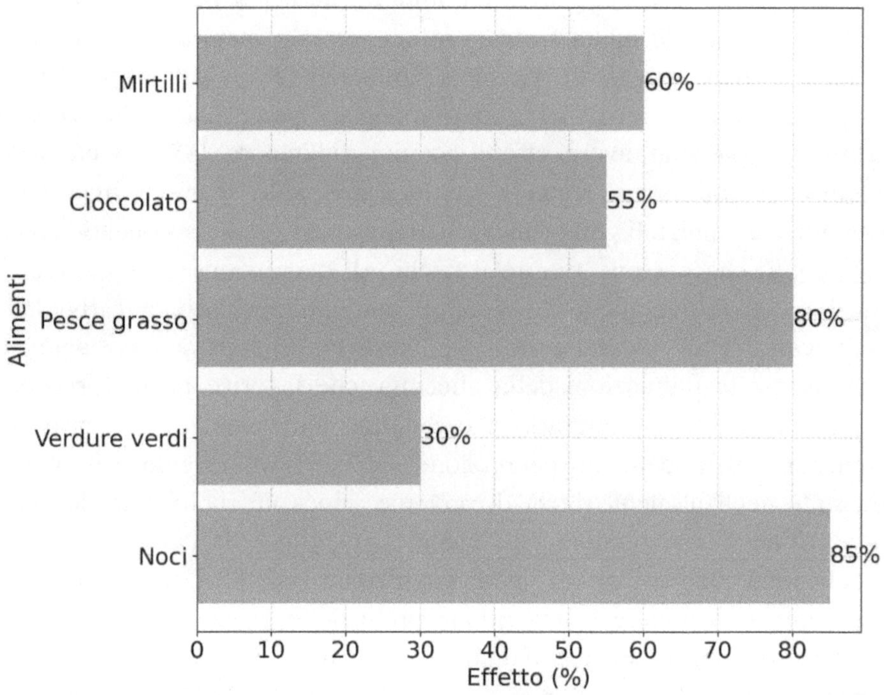

CIO: Cioccolato

MIR: Mirtilli

NOC: Noci

PES: Pesce grasso

VER: Verdure verdi

I mirtilli e il pesce grasso mostrano l'effetto positivo più forte sulla memoria. Noci e verdure verdi sono nella media. Il cioccolato mostra un effetto minore, ma comunque positivo.

Alimentazione che migliora l'umore

L'alimentazione che migliora l'umore influisce direttamente sul nostro stato d'animo, influenzando i processi biochimici nel cervello. La cosiddetta dieta MIND, una combinazione di dieta mediterranea e DASH, è considerata particolarmente benefica per la salute cognitiva e quindi anche per il benessere emotivo [s35]. Essa include molta frutta, verdura, cereali integrali, legumi, noci e olio d'oliva, ricchi di vitamine, minerali e antiossidanti. Anche piccole modifiche nella dieta, come mangiare pesce una o due volte a settimana, possono avere effetti positivi sull'umore [s35]. Una dieta equilibrata con molta frutta e verdura non solo fornisce importanti vitamine e minerali, ma anche composti vegetali secondari come flavonoidi, che possono ridurre il rischio di depressione e migliorare le funzioni cognitive [s36]. I cereali integrali forniscono carboidrati complessi, che garantiscono un apporto energetico costante e contrastano le fluttuazioni della glicemia, che favoriscono le variazioni dell'umore [s37]. Al contrario, i carboidrati altamente lavorati possono aumentare il rischio di depressione [s37]. L'aminoacido triptofano, presente negli alimenti ricchi di proteine, gioca un ruolo cruciale nella produzione di serotonina, un neurotrasmettitore importante per la regolazione dell'umore e della cognizione [s38]. Una carenza di triptofano può portare a una ridotta produzione di serotonina e quindi influenzare negativamente l'umore. Alimenti ad alto contenuto di triptofano includono pollame, uova, noci e semi. Una dieta sana ha anche effetti positivi sulla salute intestinale [s39]. Un darmmikrobiom sano produce importanti metabolite che possono influenzare la funzione cerebrale e l'umore [s40]. Una dieta ricca di fibre con cereali integrali, frutta e verdura promuove la diversità dei batteri intestinali e supporta quindi la salute mentale [s40]. L'assunzione di un integratore alimentare quotidiano può migliorare la memoria e la cognizione negli adulti più anziani, sebbene le evidenze siano contrastanti [s39]. È importante consultare un medico prima di assumere integratori per escludere possibili interazioni con farmaci o condizioni preesistenti. Una dieta equilibrata dovrebbe sempre costituire la base per una buona salute

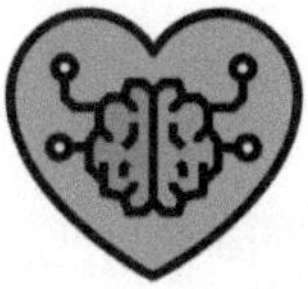

mentale e fisica. Un mikronaehrstoffhaushalt gioca anch'esso un ruolo nell'equilibrio emotivo [s41]. In particolare, le vitamine del gruppo B, la vitamina C, il ferro e il magnesio sono importanti per la produzione di energia e la funzione nervosa. Una carenza può portare a stanchezza, difficoltà di concentrazione e sbalzi d'umore [s41]. In sintesi, un'alimentazione che migliora l'umore si basa su una varietà di nutrienti e alimenti che interagiscono sinergicamente per supportare i processi biochimici nel cervello e promuovere il benessere emotivo. Un piano alimentare equilibrato con molta frutta e verdura, cereali integrali, proteine magre, grassi sani e un'adeguata idratazione costituisce la base per un umore stabile e una capacità cognitiva ottimale.

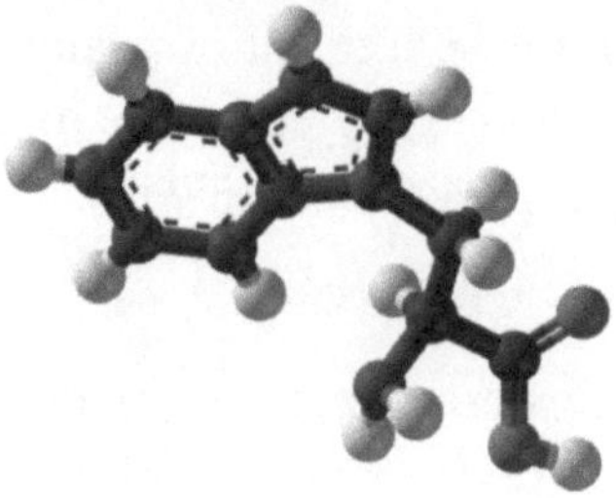

Triptofano [i8]

Utile sapere

Antiossidanti

Gli antiossidanti proteggono le cellule dai danni causati dai radicali liberi. Possono contribuire a mantenere la salute cerebrale e ridurre il rischio di compromissioni cognitive.

Dieta MIND

La dieta MIND combina elementi della dieta mediterranea e della dieta DASH per supportare la funzione cognitiva. Sottolinea il consumo di bacche, verdure a foglia verde, noci e olio d'oliva.

Flavonoidi

I flavonoidi sono composti vegetali secondari presenti in frutta e verdura che hanno proprietà antiossidanti e antinfiammatorie. Possono promuovere la salute cerebrale migliorando la circolazione e proteggendo le cellule nervose.

Neurotrasmettitore

I neurotrasmettitori sono sostanze chimiche che trasmettono segnali tra le cellule nervose nel cervello. Svolgono un ruolo cruciale in diverse funzioni cerebrali, inclusi umore, concentrazione e memoria.

Triptofano

Il triptofano è un aminoacido essenziale di cui il corpo ha bisogno per produrre serotonina. Il consumo di alimenti ricchi di triptofano può supportare la produzione di serotonina nel cervello.

Cibi che migliorano l'umore per la concentrazione

Impatto dei nutrienti sull'umore e sulla concentrazione, classificati per densità nutritiva e beneficio cognitivo.

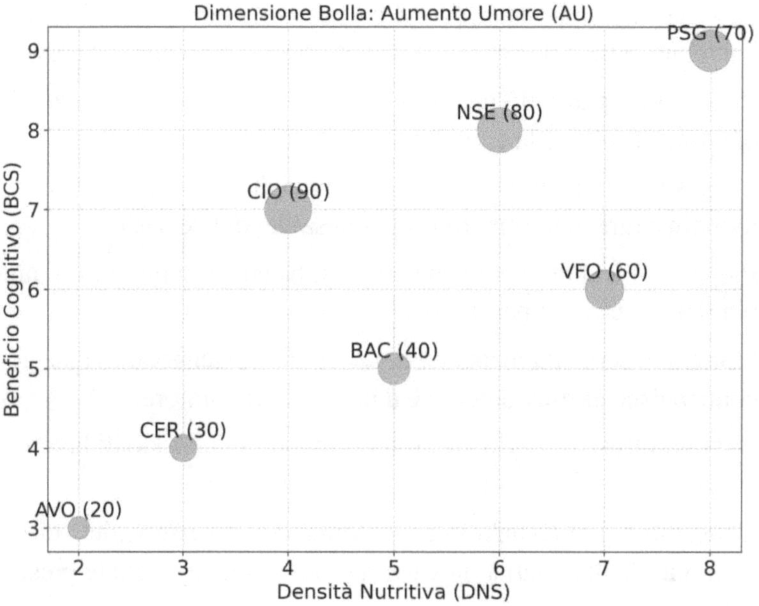

Blasengröße: Aumento Umore (AU)

AVO: Avocado

BAC: Bacche (Mirtilli, Fragole)

CER: Cereali Integrali

CIO: Cioccolato Fondente

NSE: Noci e Semi

PSG: Pesce Grasso (Salmone, Tonno)

VFO: Verdure a Foglia Verde (Spinaci, Cavolo)

Gli alimenti ricchi di Omega-3 e vitamine del gruppo B mostrano una forte correlazione con un miglioramento della concentrazione e dell'umore. Sebbene alcuni alimenti che migliorano l'umore possano avere un contenuto di zuccheri più elevato, il loro beneficio cognitivo complessivo suggerisce che possano far parte di una dieta equilibrata. Dare priorità ad opzioni ricche di nutrienti come verdure a foglia verde e pesce grasso può offrire il massimo beneficio combinato per l'umore e la concentrazione.

Consigli concreti

- Crea il tuo personale 'muesli per il cervello' con fiocchi d'avena, noci, semi e frutti di bosco secchi per un inizio ottimale della giornata.
- Bevi nel frattempo un succo di barbabietola fatto in casa: i nitrati contenuti possono favorire la circolazione sanguigna nel cervello.
- Rendi i tuoi piatti più gustosi con zenzero fresco; le sostanze piccanti possono stimolare la concentrazione e la memoria.
- Integra regolarmente l'avocado nella tua dieta; gli acidi grassi monoinsaturi sono importanti per la salute del cervello.
- Prepara un frullato verde con spinaci, banana e semi di lino: una bomba di nutrienti per il tuo cervello.
- Mangia la sera una manciata di anacardi: contengono magnesio, che contribuisce al rilassamento e a un sonno ristoratore.
- Bevi un infuso di foglie di salvia prima di un periodo di lavoro concentrato: può favorire la chiarezza mentale.
- Concediti a pranzo un'insalata colorata con diverse varietà di verdure e un olio di alta qualità: la varietà di nutrienti supporta le prestazioni cerebrali.
- Varia la tua scelta di frutta in base alla stagione, per beneficiare della diversità nutrizionale.
- Sperimenta nella preparazione di piatti con diverse varietà di funghi: contengono preziosi polisaccaridi che possono supportare la funzione cerebrale.
- Lasciati ispirare dalla cucina mediterranea mentre cucini: offre una ricchezza di alimenti salutari per il cervello.

Revisione - 1. Nutrizione ottimale per le prestazioni cerebrali

Vuoi migliorare le tue capacità cognitive in modo naturale? Una dieta ottimizzata offre un enorme potenziale in tal senso. La giusta selezione e combinazione di nutrienti possono influenzare positivamente la tua concentrazione, la tua memoria e persino il tuo umore. Non si tratta di cambiamenti radicali, ma di adattamenti sostenibili al tuo piano alimentare che si integrano perfettamente nella tua vita quotidiana.

Inizia dalle basi: assicurati di avere un adeguato apporto di acidi grassi essenziali, in particolare Omega-3. Questi si trovano in abbondanza nel pesce grasso come salmone e sgombro, ma anche in fonti vegetali come semi di lino e noci. Gli acidi grassi Omega-3 sono essenziali per la struttura e la funzione delle cellule cerebrali e contribuiscono a una migliore trasmissione dei segnali. Completa il tutto con una varietà colorata di frutta e verdura ricca di vitamine e minerali. In particolare, le vitamine del gruppo B, la vitamina D, il ferro e lo zinco giocano un ruolo importante nei processi cognitivi. Integra cereali integrali per un apporto energetico lento e costante, che previene attacchi di fame e fluttuazioni nella concentrazione.

Oltre alla scelta degli alimenti, anche la distribuzione dei pasti durante la giornata è fondamentale. Inizia con una colazione equilibrata che fornisca al tuo cervello l'energia necessaria per la giornata. Anche se al mattino non hai molto appetito, un piccolo pasto – ad esempio uno yogurt con frutti di bosco e noci – può migliorare la tua concentrazione e le tue prestazioni. Distribuisci l'apporto calorico durante la giornata su più pasti piccoli e spuntini sani, per evitare fluttuazioni della glicemia e mantenere costante il tuo livello di energia. Sperimenta con diversi ritmi dei pasti e scopri cosa si adatta meglio al tuo stile di vita e alle tue esigenze. Tieni presente anche l'asse intestino-cervello: una dieta ricca di fibre con alimenti prebiotici come cipolle e aglio favorisce un microbioma intestinale sano, che a sua volta influisce positivamente sulla tua salute mentale.

Implementare una dieta ottimizzata per le prestazioni cerebrali può essere una sfida nella vita quotidiana. Inizia quindi con piccoli passi realistici. Ad esempio, sostituisci le bevande zuccherate con acqua o tè non zuccherato e integra un giorno di pesce alla settimana nel tuo piano alimentare. Prepara in anticipo i tuoi pasti e spuntini per non ricorrere a opzioni poco salutari nella frenesia quotidiana. Sii paziente con te stesso e celebra i tuoi successi. Una dieta sana è una maratona, non uno sprint.

Con un'alimentazione consapevole investi a lungo termine nella tua salute cognitiva e nel tuo benessere. Noterai che la tua concentrazione migliora, la tua memoria diventa più efficiente e ti sentirai complessivamente più energico e mentalmente lucido. Sfrutta il potere dell'alimentazione per esprimere il tuo pieno potenziale e raggiungere i tuoi obiettivi con focus ed energia.

2. Movimento e fitness mentale

Vi siete mai chiesti perché, dopo una passeggiata nella natura, la soluzione a un problema complesso diventi improvvisamente cristallina? Il legame tra attività fisica e capacità mentale non è un caso, ma si basa su affascinanti processi neurobiologici. La ricerca moderna dimostra che l'esercizio regolare non solo fornisce ossigeno al cervello, ma stimola anche la formazione di nuove cellule nervose. Dalle forme di movimento dolce fino ad esercizi di coordinazione impegnativi, ogni tipo di attività fisica lascia il suo segno nel nostro organo pensante. Scopriamo insieme come ottimizzare la vostra forma mentale attraverso un movimento mirato.

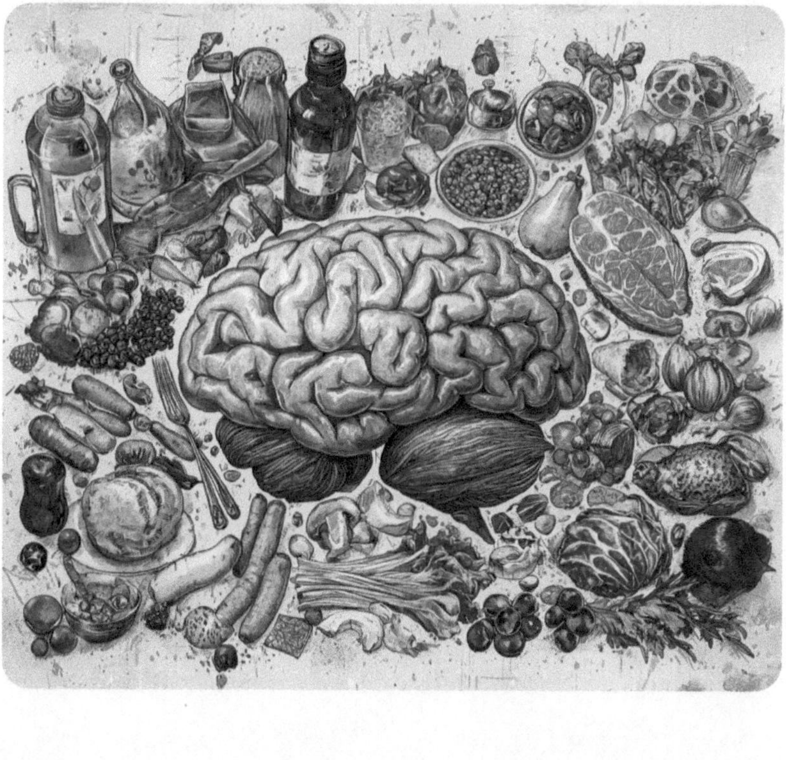

2. 1 Allenamento di resistenza per la salute del cervello

Il training di resistenza influisce in modo significativo sulla salute del cervello. Migliora la circolazione sanguigna e l'apporto di ossigeno, essenziali per i processi cognitivi e le prestazioni. Gli ormoni dello stress vengono ridotti, mentre vengono rilasciati endorfine e fattori neurotrofici che proteggono le cellule nervose e migliorano l'umore. L'attività fisica promuove inoltre la formazione di nuove cellule nervose, sinapsi e vasi sanguigni nel cervello. Questi cambiamenti strutturali e funzionali contribuiscono a lungo termine alla forma mentale e possono persino contrastare la perdita di tessuto cerebrale legata all'età. Scoprite di seguito come un training di resistenza mirato ottimizza la funzione cerebrale e aumenta le vostre capacità cognitive.

Un allenamento aerobico regolare migliora la salute del cervello, promuovendo la circolazione sanguigna e l'apporto di ossigeno, riducendo lo stress e stimolando la produzione di fattori neurotrofici come il BDNF, che supportano la crescita e la funzione delle cellule nervose.

Promozione della circolazione sanguigna

Un miglioramento della circolazione sanguigna è essenziale per la salute del cervello. L'attività fisica rafforza il cuore e migliora la funzione polmonare, favorendo la circolazione sanguigna in tutto il corpo, incluso il cervello [s42]. L'aumento dell'apporto di ossigeno e il miglioramento dell'eliminazione dei prodotti metabolici aumentano le prestazioni del cervello. Un cuore allenato pompa in modo più efficiente e può così arricchire il sangue di ossigeno e trasportarlo agli organi, incluso il cervello. Questo è particolarmente rilevante per i compiti cognitivi prefrontali, che beneficiano di un apporto ottimale di ossigeno e possono essere migliorati a breve termine da un'attività aerobica acuta [s43]. Inoltre, l'allenamento regolare aumenta il flusso sanguigno ai muscoli e aumenta il contenuto di ossigeno nel sangue [s42]. I capillari, i più piccoli vasi sanguigni, si dilatano, ottimizzando lo scambio di ossigeno e nutrienti tra sangue e tessuti. In questo modo, anche nel cervello possono essere assorbiti più nutrienti e i prodotti di scarto possono essere eliminati in modo più efficace. Questo processo supporta la neurogenesi, sinaptogenesi, gliogenesi e angiogenesi, ovvero la formazione di nuove cellule nervose, sinapsi, cellule gliali e vasi sanguigni nel cervello [s43]. Questi cambiamenti strutturali e funzionali contribuiscono in modo significativo alla salute a lungo termine del cervello. Chi pratica regolarmente sport riduce il rischio di malattie coronariche e migliora così l'apporto di sangue al cuore, il che influisce positivamente anche sulla circolazione cerebrale [s42]. Una passeggiata all'aria aperta, ad esempio, stimola la circolazione e favorisce l'apporto di ossigeno al cervello. L'intensità e la durata dell'attività fisica influenzano gli effetti positivi sulla funzione cognitiva: la forma fisica aerobica, ovvero la capacità del corpo di utilizzare l'ossigeno in modo efficiente, migliora la salute cognitiva e può contrastare la perdita di tessuto cerebrale legata all'età [s44].

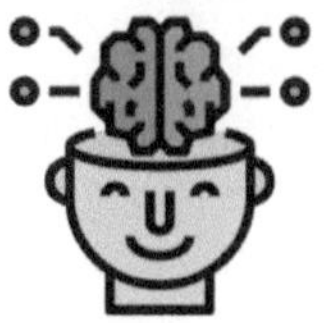

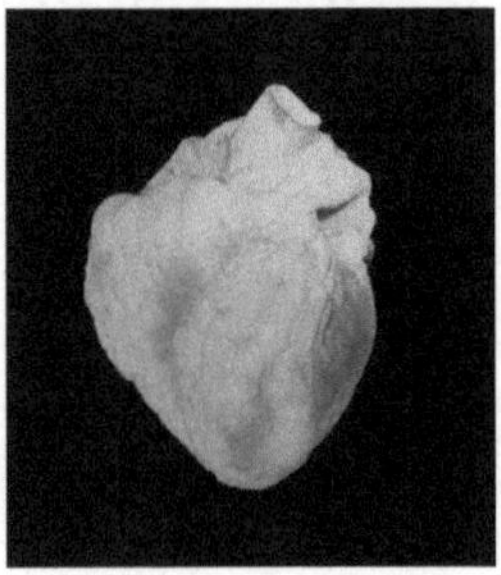

Cuore [i9]

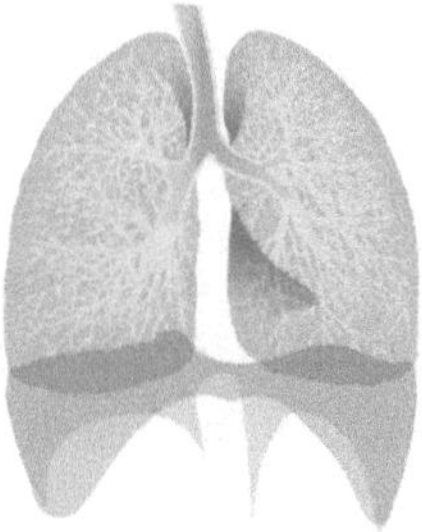

polmone [i10]

Utile sapere

Angiogenesi

La formazione di nuovi vasi sanguigni. L'allenamento di resistenza promuove l'angiogenesi nel cervello, migliorando la circolazione e l'apporto di nutrienti.

Neurogenesi

La formazione di nuove cellule nervose nel cervello. L'allenamento di resistenza può favorire questo processo e contribuire al miglioramento delle funzioni cognitive.

Prefrontale

Si riferisce alla corteccia prefrontale, la parte anteriore del cervello responsabile delle funzioni cognitive superiori come pianificazione, decisione e memoria di lavoro. L'allenamento di resistenza può migliorare la funzione di quest'area.

Sinaptogenesi

La formazione di nuove connessioni tra le cellule nervose (sinapsi). L'allenamento di resistenza stimola la sinaptogenesi, migliorando la comunicazione nel cervello e favorendo l'apprendimento.

Flusso sanguigno cerebrale durante l'esercizio

Impatto dell'intensità dell'esercizio sul flusso sanguigno cerebrale.

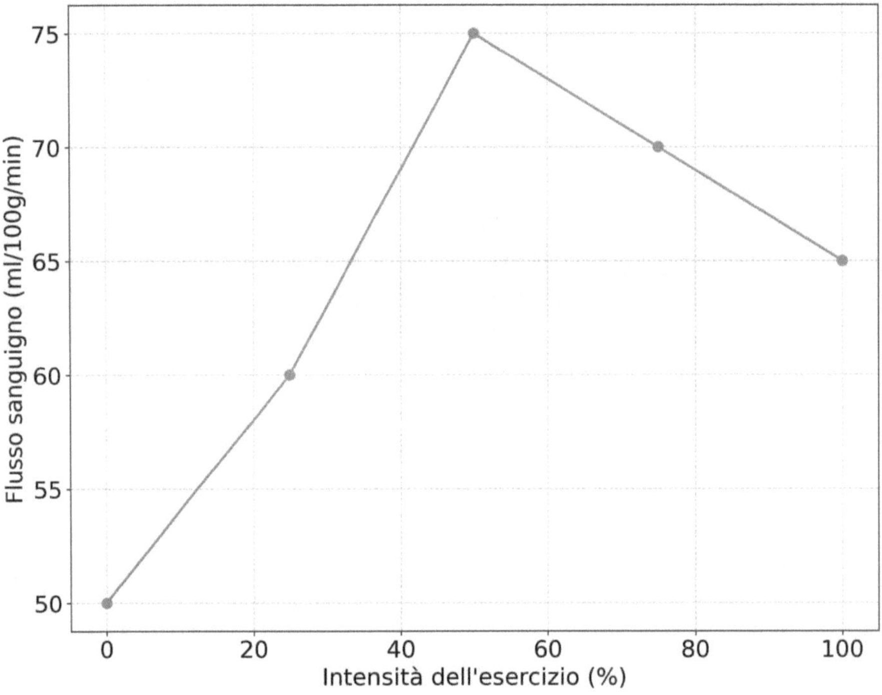

Il grafico illustra che un'intensità di esercizio da leggera a moderata è correlata a un aumento significativo del flusso sanguigno cerebrale, con un picco intorno a un'intensità moderata. Un esercizio ad alta intensità mostra una leggera diminuzione del flusso sanguigno cerebrale, suggerendo un intervallo di intensità ottimale per massimizzare i benefici della circolazione cerebrale.

Fornitura di ossigeno

L'ossigeno è essenziale per il funzionamento del cervello. Funziona come carburante per la produzione di energia nelle cellule cerebrali, consentendo così processi cognitivi complessi. Pertanto, un'adeguata fornitura di ossigeno è fondamentale per mantenere le prestazioni mentali e il benessere generale. L'attività fisica non solo aumenta la forma cardiovascolare, ma ottimizza anche la fornitura di ossigeno al cervello. L'allenamento approfondisce la respirazione e aumenta la frequenza cardiaca, permettendo a più sangue ricco di ossigeno di fluire nel circolo e quindi anche nel cervello. Questo effetto è amplificato dall'espansione dei vasi sanguigni, in particolare dei capillari, che facilitano lo scambio di ossigeno tra il sangue e le cellule cerebrali. [s45] L'allenamento aerobico regolare, come camminare velocemente o correre, può stimolare la formazione di nuovi vasi sanguigni, nota come angiogenese, nel cervello, migliorando così la fornitura di ossigeno a lungo termine. Anche una passeggiata veloce nel parco può aumentare l'ossigenazione cerebrale e promuovere la chiarezza mentale. Oltre al miglioramento diretto dell'apporto di ossigeno, l'esercizio fisico ha anche un effetto positivo indiretto sulla salute del cervello, riducendo lo stress e migliorando l'umore. Le linee guida pubblicate per l'attività fisica sottolineano il legame tra movimento, salute mentale e prestazioni cognitive. [s45] Uno stile di vita attivo contribuisce quindi non solo alla forma fisica, ma anche al benessere mentale.

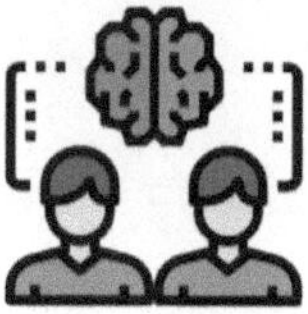

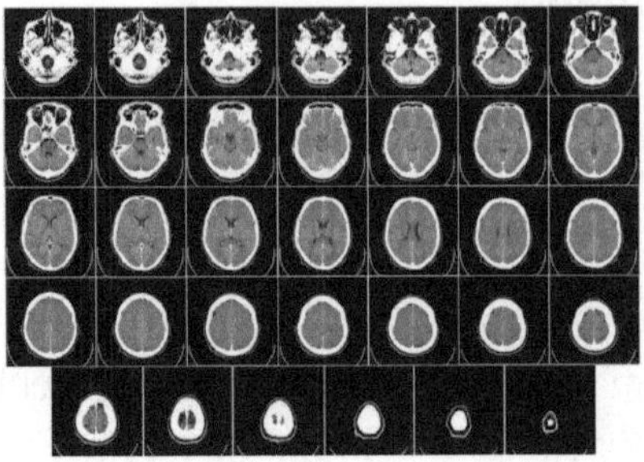

cervello [i11]

Utile sapere

Cognitivo

Si riferisce ai processi mentali come pensare, apprendere, ricordare e risolvere problemi. L'allenamento aerobico può migliorare le funzioni cognitive aumentando la circolazione cerebrale e la formazione di nuove cellule nervose.

Cardiovascolare

Si riferisce al cuore e ai vasi sanguigni e gioca un ruolo cruciale nella fornitura di ossigeno e nutrienti al cervello. L'allenamento aerobico rafforza il sistema cardiovascolare e migliora così la circolazione cerebrale.

Cerebrale

Si riferisce al cervello. L'ossigenazione cerebrale descrive la fornitura di ossigeno al cervello. L'allenamento aerobico aumenta l'ossigenazione cerebrale e migliora così le funzioni cognitive.

Ossigeno Cerebrale e Prestazioni Mentali

Impatto dei livelli di ossigeno sulla funzione cognitiva durante varie attività.

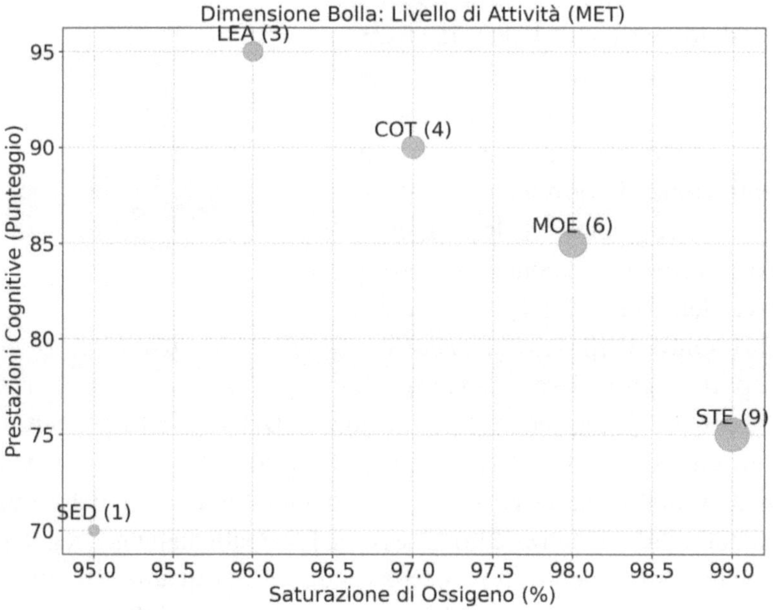

Blasengröße: Livello di Attività (MET)

COT: Compito Cognitivo (Risoluzione dei Problemi)

LEA: Esercizio Leggero (Camminata)

MOE: Esercizio Moderato (Corsa)

SED: Sedentario (Riposo)

STE: Esercizio Intenso (HIIT)

Una maggiore disponibilità di ossigeno è correlata a migliori prestazioni cognitive, in particolare durante compiti mentali impegnativi. L'esercizio leggero mostra un punto ottimale per l'ossigeno e le prestazioni, mentre le attività sedentarie e l'esercizio intenso rappresentano prestazioni inferiori nonostante le differenze nei livelli di ossigeno. Ciò suggerisce un intervallo di ossigenazione ottimale per l'acutezza mentale.

Riduzione dello stress attraverso il movimento

Il movimento funge da mezzo efficace per la riduzione dello stress e influisce positivamente sulla salute mentale. L'attività fisica porta al rilascio di endorfine, che hanno effetti analgesici e migliorano l'umore, riducendo al contempo la concentrazione di ormoni dello stress come il cortisolo. [s46] Questa influenza ormonale attenua gli effetti negativi dello stress sul corpo e sul cervello. Oltre al rilascio di endorfine, lo sport promuove anche la produzione di fattori neurotrofici come il BDNF (fattore neurotrofico derivato dal cervello). Il BDNF supporta la crescita, la sopravvivenza e la funzione delle cellule nervose, contribuendo alla salute del cervello e aumentando la resilienza allo stress. [s46] L'allenamento regolare, in particolare l'allenamento di resistenza, migliora la qualità del sonno. Un sonno ristoratore è essenziale per la gestione dello stress e la rigenerazione del cervello. Attraverso l'attività fisica, le persone possono costruire risorse mentali per affrontare meglio le situazioni di stress. Una passeggiata di 30 minuti all'aria aperta, ad esempio, combinata con una respirazione consapevole, può già ridurre sensibilmente lo stress e migliorare l'umore. Gli effetti positivi del movimento sulla regolazione dello stress contribuiscono quindi in modo significativo alla salute del cervello a lungo termine. Oltre agli effetti diretti sul bilancio ormonale e sui neurotrasmettitori, lo sport offre anche un modo per distrarsi da pensieri e preoccupazioni che causano stress. La concentrazione sull'attività fisica offre alla mente una pausa

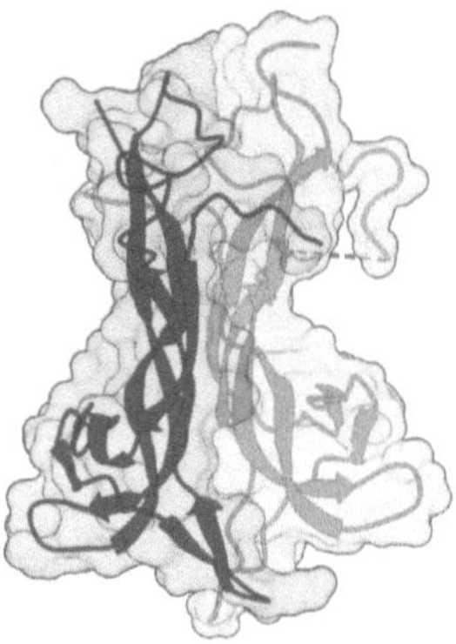

BDNF [i12]

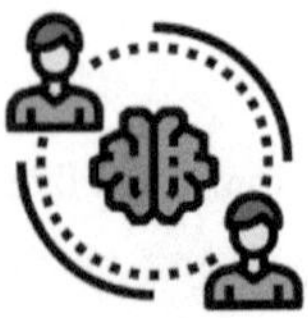

da pensieri opprimenti e promuove così il rilassamento mentale. [s47] La maggiore consapevolezza corporea attraverso il movimento regolare rafforza inoltre l'autoefficacia e la fiducia in sé, aumentando così la resistenza allo stress. Combinando l'attività fisica con una dieta equilibrata, si possono ottenere effetti sinergici che promuovono la synaptische_plastizitaet e quindi le capacità cognitive. [s47] L'intensità e la durata dell'attività devono essere adattate alle esigenze individuali e al livello di fitness, per evitare sovraccarichi e sfruttare al meglio gli effetti positivi.

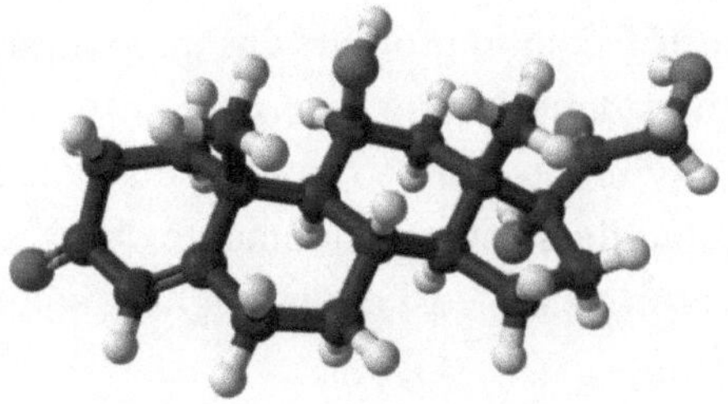

Cortisolo [i13]

Utile sapere

Endorfine

Le endorfine sono sostanze chimiche prodotte dal corpo che si legano ai recettori oppioidi nel cervello e scatenano effetti analgesici, euforici e di miglioramento dell'umore. L'allenamento di resistenza promuove il rilascio di endorfine, contribuendo a migliorare l'umore e a ridurre lo stress.

Fattori neurotrofici

I fattori neurotrofici sono proteine che supportano la crescita e la sopravvivenza delle cellule nervose. Svolgono un ruolo cruciale nello sviluppo e nella funzione del sistema nervoso e possono essere influenzati positivamente dall'allenamento di resistenza, contribuendo così a una migliore salute del cervello.

Riduzione dello stress attraverso l'esercizio fisico

Confronto tra le attività di riduzione dello stress

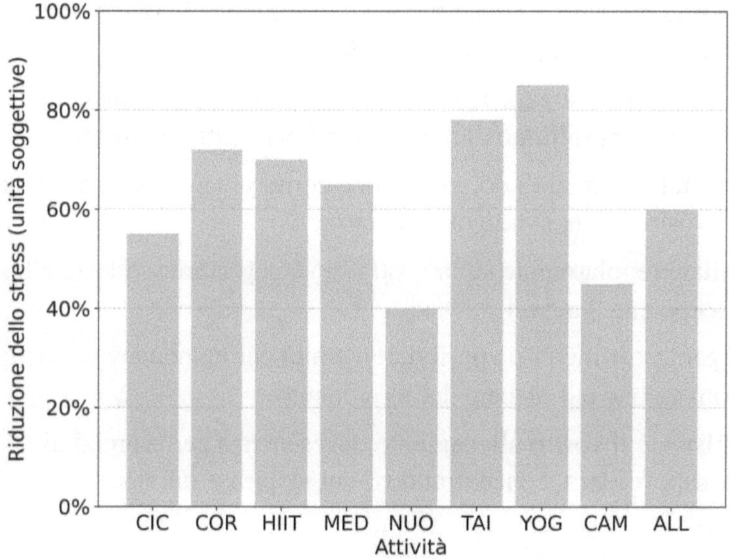

ALL: Nuoto

CIC: Ciclismo

HIIT: HIIT

NUO: Stretching

YOG: Yoga

CAM: Camminare

COR: Corsa

MED: Meditazione

TAI: Tai Chi

Questo grafico illustra l'efficacia relativa di varie attività nella riduzione dei livelli di stress. Mentre tutte le attività elencate offrono alcuni benefici per la riduzione dello stress, gli esercizi consapevoli come lo Yoga e il Tai Chi sembrano essere particolarmente efficaci. Anche le attività ad alta intensità come la corsa e l'HIIT mostrano una significativa riduzione dello stress, suggerendo l'importanza dello sforzo fisico. Le attività a basso impatto come camminare e stretching, pur essendo benefiche, offrono una riduzione dello stress relativamente minore. Incorporare una varietà di queste attività in una routine regolare può contribuire a migliorare la gestione dello stress e il benessere generale.

Consigli concreti

- Collegate il vostro allenamento di resistenza all'apprendimento di una nuova lingua o alla pratica di uno strumento musicale.
- Correte il vostro abituale percorso di jogging all'indietro per stimolare il cervello con nuovi stimoli.
- Durante la passeggiata, abbandonate consapevolmente i sentieri familiari ed esplorate nuovi ambienti nel vostro quartiere.
- Integrate esercizi di coordinazione come saltare la corda o giocolare nel vostro allenamento di resistenza.
- Ballate regolarmente sulla vostra musica preferita: questo allena sia il corpo che il cervello.
- Organizzate incontri sportivi con amici per aumentare la vostra motivazione e il piacere del movimento.
- Utilizzate il vostro allenamento di resistenza per esercizi di consapevolezza, concentrandovi sul respiro e sulla percezione del corpo.
- Variare l'intensità e la durata del vostro allenamento per sfidare continuamente il cervello.
- Premiatevi dopo un allenamento riuscito con un'attività rilassante che vi porta gioia.
- Riflettete regolarmente sugli effetti positivi del vostro allenamento di resistenza sulla vostra forma mentale.
- Mentre correte, ponetevi problemi di calcolo mentale o riflettete su un problema complesso.
- Ascoltate audiolibri o podcast su argomenti che vi interessano e stimolano mentalmente durante l'allenamento.
- Fissate obiettivi realistici per il vostro allenamento di resistenza e aumentate il carico in modo lento e continuo.

2. 2 Esercizi di coordinazione

Le capacità coordinative influenzano in modo significativo la nostra stabilità corporea, mobilità e reattività. Le carenze in questi ambiti aumentano il rischio di cadute, limitano la gestione quotidiana e possono compromettere le prestazioni. Sia in età avanzata che nella vita quotidiana, capacità coordinative ben allenate sono essenziali per una vita sicura e attiva. Un allenamento mirato può migliorare queste capacità e compensare la diminuzione della forza muscolare e della velocità di reazione legata all'età. In questo contesto, equilibrio, mobilità e reattività giocano un ruolo centrale per la forma fisica e mentale. Scoprite di seguito come ottimizzare la vostra coordinazione attraverso esercizi mirati, aumentando così le vostre prestazioni e il vostro benessere.

Un allenamento di coordinazione mirato, in particolare attraverso esercizi multimodali, non solo migliora l'equilibrio corporeo e previene le cadute, ma allena anche la percezione propriocettiva, aumentando così la forma mentale.

Allenamento dell'equilibrio

L'allenamento dell'equilibrio migliora la stabilità del corpo e previene le cadute, in particolare in età avanzata. Rinforza i muscoli responsabili dell'equilibrio e allena la percezione propriocettiva – la capacità del corpo di percepire la propria posizione nello spazio. Questa percezione si basa su segnali provenienti da recettori nei muscoli, nelle articolazioni e nei tendini. Un sistema di equilibrio allenato reagisce più rapidamente ed efficacemente ai cambiamenti di posizione del corpo, prevenendo così le cadute. [s48] Le persone anziane traggono particolarmente beneficio, poiché con l'avanzare dell'età diminuiscono la forza muscolare e la reattività. L'allenamento dell'equilibrio può compensare questo declino legato all'età e mantenere l'autonomia nella vita quotidiana. L'efficacia dell'allenamento dell'equilibrio è aumentata dalla combinazione di diversi metodi di allenamento. Esercizi multimodali, che combinano ad esempio allenamento di forza, coordinazione e flessibilità, migliorano dimostrabilmente l'equilibrio. [s48] Inoltre, l'uso di piastre vibranti può aumentare l'efficacia dell'allenamento. Le vibrazioni stimolano i muscoli e promuovono l'attivazione delle vie nervose coinvolte. Anche le persone con capacità fisiche limitate possono trarre vantaggio dall'allenamento dell'equilibrio. [s48] Esercizi e intensità adattati consentono di migliorare l'equilibrio anche in presenza di limitazioni motorie. È importante una supervisione individuale e una realizzazione a lungo termine dell'allenamento per ottenere risultati sostenibili. L'allenamento di resistenza gioca un ruolo particolare nel miglioramento della forza muscolare e dell'equilibrio. Attraverso esercizi mirati con pesi o con il proprio peso corporeo, i muscoli responsabili della stabilità del corpo vengono rinforzati. Un tronco forte e muscoli delle gambe robusti costituiscono la base per un buon equilibrio. Anche esercizi che allenano la coordinazione e la reattività fanno parte di un efficace allenamento dell'equilibrio. Stare in equilibrio su una gamba, ad esempio mentre ci si lava i denti, è un esercizio semplice che può essere integrato nella vita quotidiana. Questo esercizio allena l'equilibrio e rinforza i muscoli delle gambe. Attraverso un allenamento regolare, idealmente più volte a settimana, si possono ottenere miglioramenti tangibili nella stabilità del corpo. Sebbene gli effetti positivi dei programmi di esercizi multimodali e della terapia con vibrazioni sull'equilibrio siano documentati, c'è ancora bisogno di ricerca riguardo agli allenamenti di gruppo, alle strategie di motivazione e al ruolo degli allenatori. [s48] Studi futuri dovrebbero considerare questi aspetti per ottimizzare ulteriormente l'efficacia e l'accettazione dell'allenamento dell'equilibrio. Lo sviluppo di programmi di allenamento motivanti e la formazione di allenatori qualificati possono contribuire a far sì che più persone possano beneficiare dei vantaggi dell'allenamento dell'equilibrio.

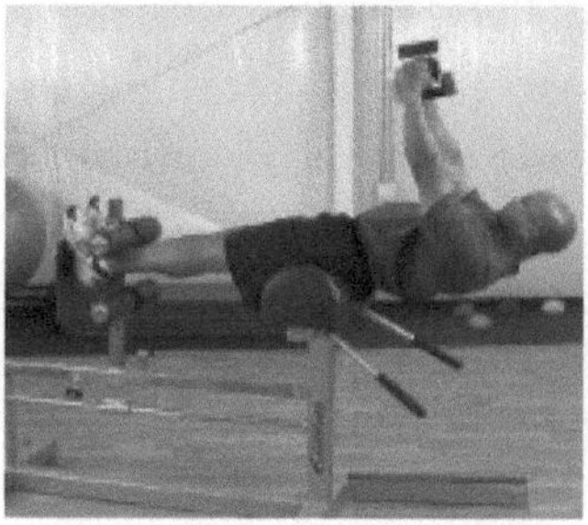

Allenamento di resistenza [i14]

Utile sapere

Esercizi multimodali

Gli esercizi multimodali, che combinano vari aspetti dell'allenamento come forza, coordinazione e flessibilità, promuovono la plasticità neuronale e migliorano la comunicazione tra cervello e muscoli. Ciò ottimizza i complessi schemi di movimento e aumenta l'adattabilità a nuove sfide.

Percezione proprioceptiva

La percezione proprioceptiva gioca un ruolo cruciale negli esercizi coordinativi, poiché fornisce al cervello informazioni sulla posizione e sul movimento del corpo nello spazio. Un migliorato senso del corpo attraverso questa percezione contribuisce a movimenti più precisi e a un equilibrio migliorato, riducendo il rischio di infortuni e aumentando le prestazioni.

Piastre vibranti

Le piastre vibranti stimolano i muscoli attraverso le vibrazioni, migliorando l'attività muscolare e il controllo neuronale. Questo può portare a un aumento della forza, dell'equilibrio e della capacità di coordinazione, aumentando così l'efficacia degli esercizi coordinativi.

Progressi nell'allenamento dell'equilibrio

Miglioramento delle capacità di equilibrio nel tempo.

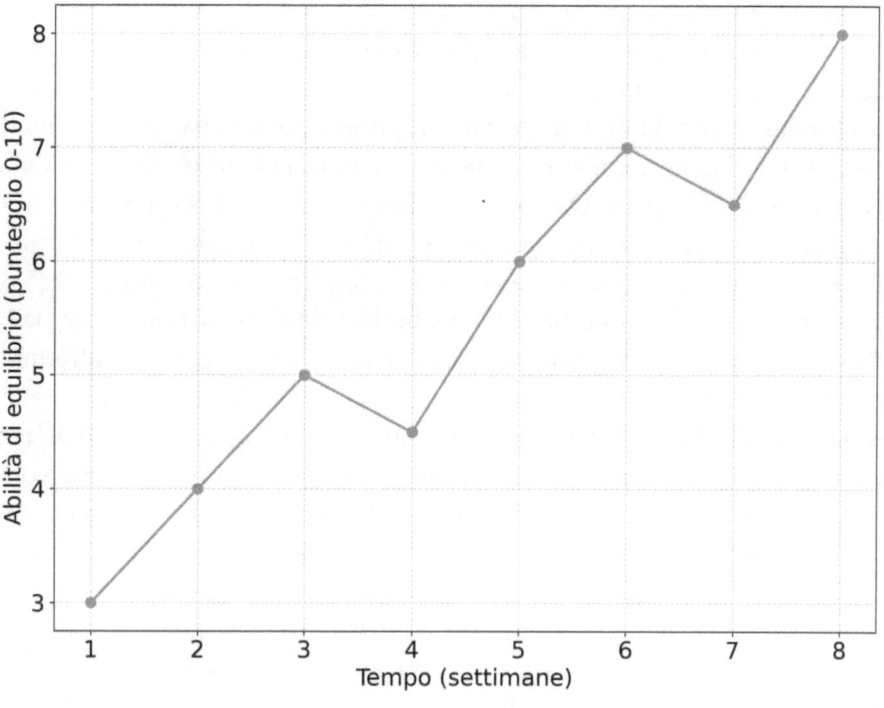

Il grafico mostra una tendenza generalmente positiva nell'allenamento dell'equilibrio, suggerendo un miglioramento della coordinazione e della stabilità. Nonostante alcune lievi fluttuazioni, la traiettoria generale indica un maggiore controllo motorio, che può avere un impatto positivo sia sulla funzione fisica che su quella cognitiva. Questo miglioramento contribuisce probabilmente a un migliore benessere mentale attraverso una maggiore consapevolezza del corpo e un ridotto rischio di cadute.

Esercizi di mobilità

Gli esercizi di mobilità migliorano la flessibilità delle articolazioni e promuovono l'elasticità di muscoli e tendini. Un allenamento completo di mobilità integra diverse tecniche di stretching, tra cui lo stretching statico e lo stretching dinamico. Nello stretching statico, si mantiene una posizione in cui si esercita una leggera tensione sui muscoli, come nel caso di tenere il piede verso i glutei per allungare la parte anteriore della coscia. Lo stretching dinamico, invece, comprende movimenti controllati e oscillanti che portano i muscoli attraverso il loro intero arco di movimento, come i cerchi con le braccia o le oscillazioni delle gambe. [s49] Questo tipo di stretching prepara il corpo in modo ottimale per le attività sportive e riduce il rischio di infortuni. L'allenamento di mobilità non solo contribuisce a migliorare le prestazioni sportive, ma migliora anche la forma fisica funzionale nella vita quotidiana. I movimenti quotidiani, come piegarsi o afferrare, risultano più facili quando le articolazioni sono flessibili e i muscoli sono elastici. Per risultati ottimali, l'allenamento della flessibilità, che include esercizi di stretching, dovrebbe essere eseguito due o tre volte a settimana. [s49] Un approccio di allenamento multimodale, che include oltre agli esercizi di mobilità anche l'allenamento di resistenza, l'allenamento a intervalli e l'allenamento di resistenza, promuove la forma fisica generale e il benessere. [s49] Esercizi neuromotori, che allenano equilibrio, agilità e coordinazione, completano questo programma di allenamento olistico. Tali esercizi potrebbero includere, ad esempio, il bilanciamento su una gamba o camminare su una linea. La raccomandazione per l'allenamento neuromotorio è di 20-30 minuti al giorno, distribuiti su due o tre sessioni di allenamento a settimana. [s49] Combinando queste diverse forme di allenamento, non solo si migliorano le capacità fisiche, ma si influisce positivamente anche sulla salute mentale. Un programma di allenamento regolare e vario contribuisce

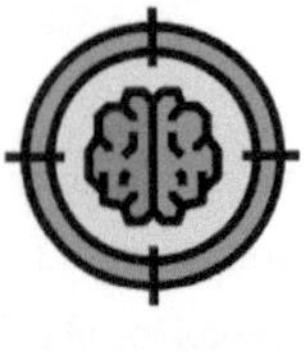

così a un maggiore benessere e a una migliore qualità della vita. L'integrazione di esercizi di mobilità in un tale programma ottimizza le prestazioni fisiche e previene infortuni. Una maggiore mobilità facilita i movimenti quotidiani e migliora le prestazioni sportive.

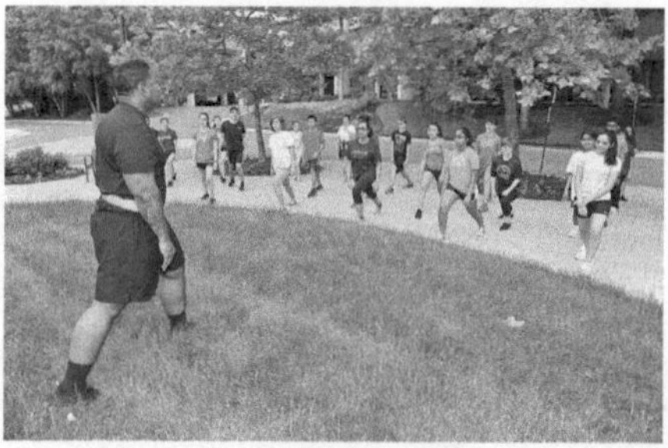

Stretching dinamico [i15]

Esercizi di movimento e coordinazione

Effetto sulla salute mentale

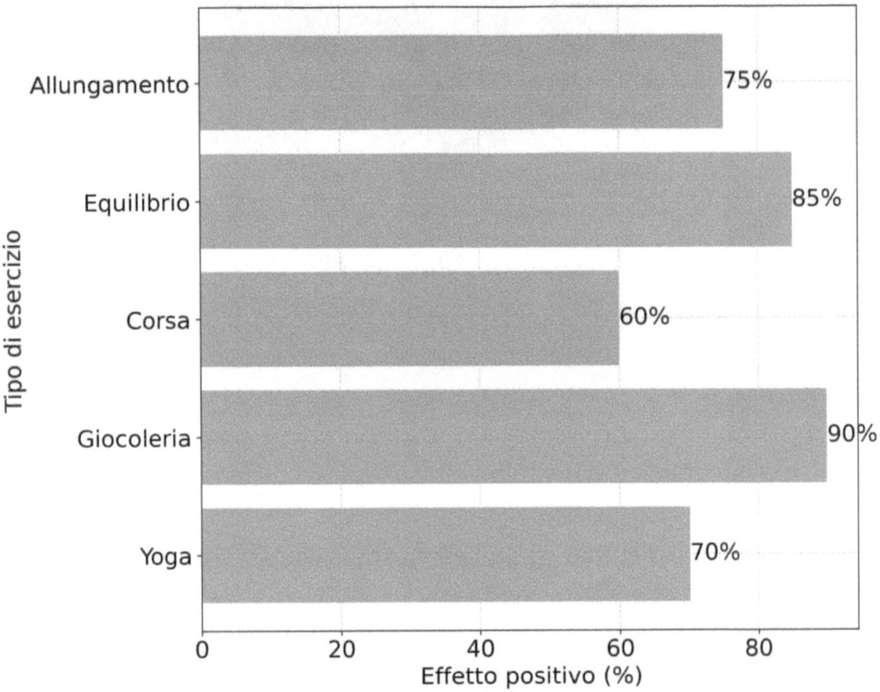

ALL: Allungamento

EQU: Equilibrio

YOG: Yoga

COR: Corsa

GIO: Giocoleria

L'equilibrio e la giocoleria mostrano la più alta influenza positiva sulla funzione cognitiva. Gli esercizi di stretching e lo yoga promuovono il rilassamento e riducono lo stress. L'allenamento di resistenza ha un moderato effetto positivo sull'umore e sulla concentrazione.

Allenamento della reazione

L'allenamento della reazione mira a ottimizzare la velocità e l'efficienza dell'elaborazione delle informazioni nel cervello. Comprende il miglioramento della capacità di rispondere rapidamente e con precisione a stimoli – visivi, uditivi o tattili. Questa abilità è rilevante non solo nello sport, ma anche nella vita quotidiana, ad esempio durante la guida o nell'uso di macchine complesse. [s50] L'allenamento regolare può ridurre significativamente il tempo di reazione, ovvero l'intervallo di tempo tra stimolo e risposta. Un aumento della reattività riduce il rischio di incidenti e migliora le prestazioni generali in situazioni che richiedono azioni rapide. Un programma di allenamento per migliorare la reazione può includere vari elementi: reazione semplice a uno stimolo singolo, reazione di scelta, in cui deve essere selezionato e risposto correttamente a uno stimolo tra diversi, e reazione di discriminazione, in cui si deve rispondere a determinati stimoli e ignorarne altri. La difficoltà degli esercizi può essere adattata variando il numero, il tipo e l'intensità degli stimoli, nonché introducendo distrazioni. Anche la pratica regolare di azioni quotidiane con un focus consapevole sulla reazione rapida, come afferrare un oggetto che cade, può migliorare la reattività. Chi desidera allenare specificamente il proprio tempo di reazione può utilizzare app o programmi online che offrono vari test e esercizi di reazione. Inoltre, secondo studi, l'allenamento aerobico regolare migliora il tempo di reazione e il controllo cognitivo, specialmente nelle persone anziane. [s50] Ciò sottolinea la relazione positiva tra forma fisica e prestazioni cognitive.

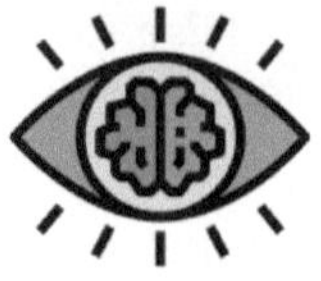

Utile sapere

Controllo cognitivo

Il controllo cognitivo è la capacità di gestire pensieri, azioni ed emozioni per raggiungere un obiettivo specifico. È strettamente legato alla salute mentale, poiché aiuta a sopprimere reazioni impulsive, mantenere la concentrazione e prendere decisioni che promuovono il benessere. Gli esercizi coordinativi possono migliorare il controllo cognitivo e contribuire a una migliore gestione dello stress e regolazione emotiva.

Reazione di discriminazione

La reazione di discriminazione, in cui si deve rispondere a determinati stimoli e ignorarne altri, affina l'attenzione selettiva e migliora la capacità di filtrare informazioni rilevanti. Questo può migliorare la concentrazione e la capacità di gestire le distrazioni, con effetti positivi sulla salute mentale e sulle prestazioni.

Reazione di scelta

La reazione di scelta, in cui deve essere selezionato e risposto correttamente a uno stimolo tra diversi, allena la capacità di prendere decisioni sotto pressione e migliora la capacità di analizzare rapidamente situazioni complesse. Questa abilità è importante per la salute mentale, poiché aiuta a gestire lo stress e a rispondere adeguatamente alle sfide.

Impatto degli esercizi di coordinazione sulle capacità di reazione

Relazione tra tempo di reazione, precisione e difficoltà negli esercizi di coordinazione.

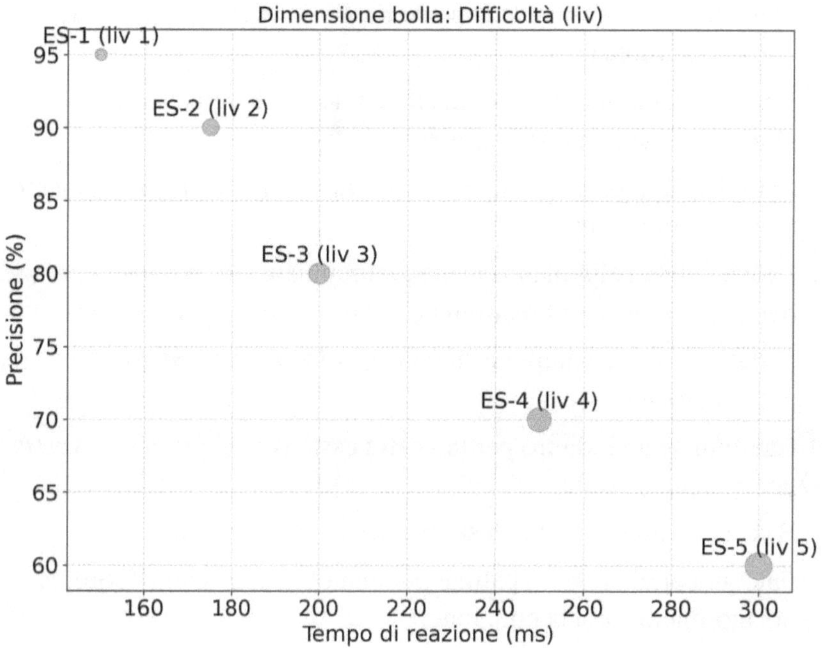

Blasengröße: Difficoltà (liv)

ES-1: Esercizio 1

ES-2: Esercizio 2

ES-3: Esercizio 3

ES-4: Esercizio 4

ES-5: Esercizio 5

I dati suggeriscono una chiara tendenza: all'aumentare della difficoltà degli esercizi di coordinazione, aumenta anche il tempo di reazione, mentre la precisione tende a diminuire. Ciò indica che gli esercizi più impegnativi richiedono più tempo di elaborazione e possono portare a una riduzione della precisione. Gli esercizi con minore difficoltà consentono risposte più rapide e una maggiore precisione, suggerendo che sono utili per migliorare le capacità di reazione di base. Concentrarsi su livelli di difficoltà specifici potrebbe essere utile per indirizzare diversi aspetti delle prestazioni cognitive.

Consigli concreti

- Bilanciatevi su una gamba mentre vi lavate i denti e cambiate gamba dopo 30 secondi.
- Salite le scale alternando il piede destro e sinistro per allenare la vostra coordinazione.
- Muovetevi durante la passeggiata come un cicogna, sollevando le ginocchia e allargando le braccia.
- Dribblate una palla con la mano destra e sinistra alternativamente mentre camminate.
- Lanciate una palla in alto mentre camminate e riprendete a prenderla, per allenare la vostra reattività e coordinazione occhio-mano.
- Saltate mentre camminate su piccoli ostacoli come sassi o linee sul pavimento.
- Camminate all'indietro per la vostra casa, per migliorare la vostra percezione spaziale.
- Bilanciate un libro sulla testa mentre camminate per la casa.
- Fate giocoleria con tre palline per aumentare la vostra coordinazione occhio-mano e concentrazione.
- Esercitatevi a bilanciarvi su una tavola o cuscino instabile.
- Chiudete gli occhi per brevi intervalli mentre camminate, per affinare il vostro senso dell'equilibrio.
- Muovetevi in modo ritmico mentre ascoltate musica e coordinate i vostri passi con la musica.

2. 3 Tecniche di rilassamento

Lo stress, l'inquietudine interiore e le difficoltà di concentrazione compromettono le prestazioni e il benessere. Le tecniche di rilassamento offrono strategie efficaci per affrontare queste sfide e promuovere la salute mentale. Esse influenzano la respirazione, la muscolatura e le funzioni cerebrali, per armonizzare corpo e mente. Esercizi di respirazione, rilassamento muscolare e meditazione sono metodi centrali che possono essere praticati sia singolarmente che in combinazione. Promuovono l'autoregolazione, migliorano la percezione corporea e rafforzano la resilienza emotiva. Scoprite di seguito le molteplici possibilità delle tecniche di rilassamento e apprendere come utilizzarle in modo mirato per le vostre esigenze.

> *Il respiro consapevole, come la respirazione diaframmatica, ha un effetto rilassante, favorisce la digestione e migliora l'assorbimento dei nutrienti, influenzando positivamente la concentrazione e le prestazioni.*

Esercizi di respirazione

Gli esercizi di respirazione influenzano il nostro sistema nervoso autonomo, che controlla funzioni come la respirazione, il battito cardiaco e la digestione. Attraverso la respirazione consapevole, possiamo agire direttamente sul Parasimpatico, la parte del sistema nervoso responsabile del riposo e del recupero [s51]. Così, il battito cardiaco rallenta, i muscoli si rilassano e il corpo si rigenera. Questo effetto è particolarmente utile in situazioni di stress, poiché attenua la tipica reazione di stress scatenata dal simpatico. Gli esercizi di respirazione sono quindi uno strumento efficace per gestire lo stress e migliorare il benessere generale [s52]. La respirazione diaframmatica, in cui l'addome si solleva durante l'inspirazione e si abbassa durante l'espirazione, è un metodo particolarmente efficace per attivare il parasimpatico e stimolare la digestione [s51]. Un respiro profondo che riempie la cavità addominale massaggia gli organi interni e promuove così l'attività intestinale. Allo stesso tempo, aumenta la produzione di saliva e la secrezione di succhi digestivi, migliorando l'assorbimento dei nutrienti [s51]. Gli esercizi di respirazione non solo favoriscono il rilassamento fisico, ma rafforzano anche l'autoregolazione e l'equilibrio emotivo [s53]. Concentrando la nostra attenzione sul respiro, pratichiamo la consapevolezza. Impariamo a percepire i nostri pensieri e sentimenti senza giudicarli. Questa maggiore consapevolezza di sé, nota anche come interocezione, ci consente di comprendere e controllare meglio le nostre reazioni emotive [s53]. Ad esempio, possiamo reagire con maggiore calma in situazioni stressanti, invece di essere sopraffatti dalle emozioni. Praticando regolarmente la consapevolezza attraverso tecniche di respirazione, miglioriamo la nostra capacità di concentrazione e rafforziamo la nostra resilienza emotiva [s53]. Gli esercizi di respirazione possono anche essere integrati nella vita quotidiana per creare brevi momenti di calma e concentrazione. Ad esempio, un respiro profondo e consapevole prima di una riunione importante o di un esame può aiutare a ridurre la nervosità e a favorire la concentrazione. Gli esercizi di respirazione si combinano bene con altre pratiche di consapevolezza come la meditazione o lo yoga, per amplificare gli effetti positivi sulla regolazione della dopamina e sul benessere psicologico [s52]. Pertanto, invece di cercare costantemente stimoli esterni che attivano il sistema di ricompensa nel cervello, possiamo imparare, attraverso gli esercizi di respirazione, a trovare calma e soddisfazione interiori. Gli esercizi di respirazione sono quindi uno strumento prezioso per affrontare le sfide della vita moderna e migliorare il proprio benessere. Sono facili da apprendere e possono essere praticati in qualsiasi momento e ovunque – sia in ufficio, in treno o a casa. Lo yoga offre un modo strutturato per integrare gli esercizi di respirazione in un approccio olistico al rilassamento e al benessere [s54]. In particolare per gli adolescenti, che spesso affrontano elevate pressioni, lo yoga può essere un supporto prezioso. In uno studio condotto su adolescenti, tra cui rifugiati, i partecipanti hanno riportato un miglioramento significativo della loro capacità di rilassamento e della qualità del sonno grazie alla pratica regolare dello yoga, che includeva esercizi di respirazione [s54]. Hanno imparato a diventare più consapevoli dei propri bisogni fisici ed emotivi e a ridurre lo stress. Se quindi hai difficoltà a rilassarti o soffri di disturbi del sonno, l'integrazione di esercizi di respirazione nella tua vita quotidiana, supportata da yoga o meditazione, può portare a un cambiamento positivo.

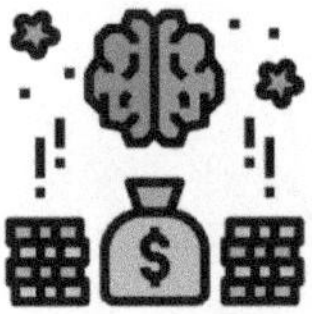

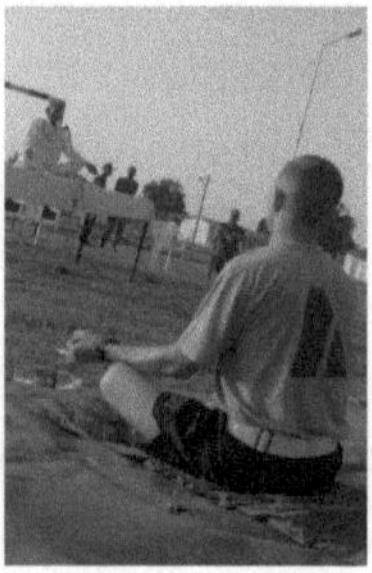

Yoga [i16]

Efficacia dell'esercizio di respirazione

Correlazione tra respiri al minuto e livello di rilassamento.

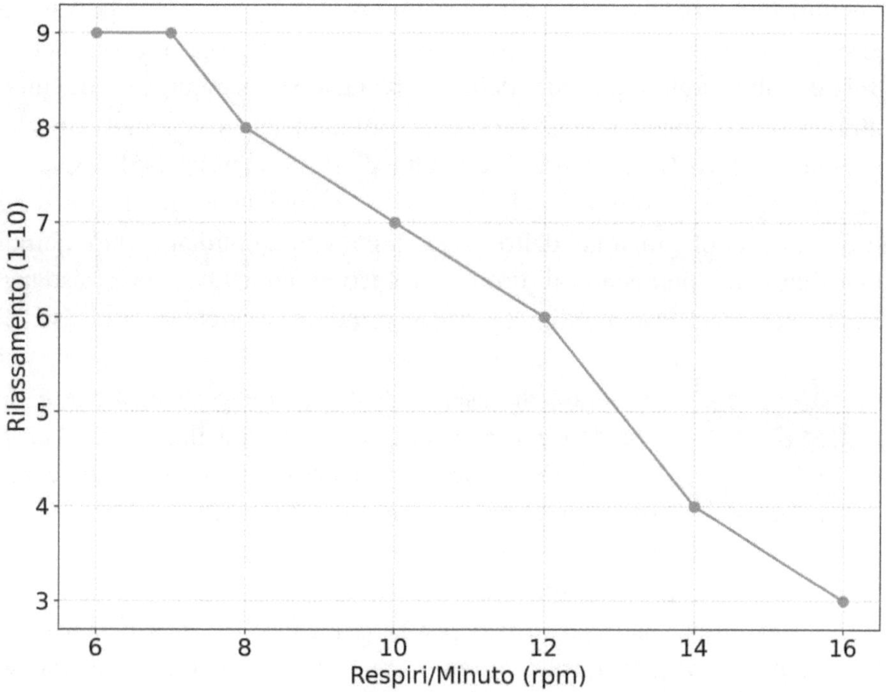

I dati suggeriscono una relazione inversa tra frequenza respiratoria e rilassamento. Una respirazione più lenta (meno respiri al minuto) è correlata a livelli di rilassamento più elevati. Ciò supporta l'idea che una respirazione controllata e più lenta possa promuovere il rilassamento e ridurre lo stress.

Rilassamento muscolare

Il rilassamento muscolare gioca un ruolo cruciale nel benessere fisico e mentale. I muscoli tesi possono non solo causare dolore e limitazioni nei movimenti, ma anche compromettere la qualità del sonno e aumentare lo stress. Lo yoga offre un approccio olistico che combina le posizioni del corpo (Asanas) con tecniche di respirazione per allungare, rafforzare e rilassare i muscoli [s55]. L'esecuzione consapevole delle asanas promuove la consapevolezza corporea e aiuta a riconoscere e risolvere le tensioni precocemente. Grazie al miglioramento della circolazione sanguigna ottenuto attraverso lo yoga, i muscoli sono ottimamente ossigenati, il che aumenta la loro funzionalità e capacità di rigenerazione [s55]. Questo ha un effetto positivo sulla mobilità e previene le disfunzioni muscolari. L'integrazione dello yoga nella vita quotidiana può quindi contribuire a contrastare il dolore cronico e aumentare la resistenza fisica. Per un'efficacia ottimale dello yoga, in particolare in caso di disturbi esistenti, è consigliabile avvalersi di istruzioni da parte di insegnanti di yoga esperti e integrare la pratica a lungo termine nella vita quotidiana [s56]. Ad esempio, la partecipazione regolare a un corso di yoga può essere un supporto prezioso per apprendere l'esecuzione corretta delle asanas e approfondire la propria pratica. Inoltre, è consigliabile scegliere un luogo tranquillo e non disturbato per la pratica dello yoga e indossare abiti comodi [s56]. In questo modo, si può concentrarsi completamente sugli esercizi e sperimentare al meglio l'effetto benefico su corpo e mente.

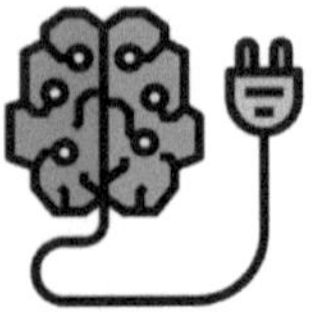

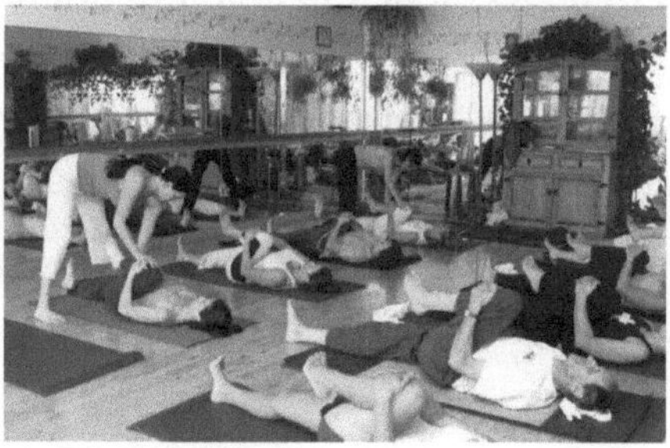

Asana/Postura [i17]

Utile sapere

Asanas

Le asanas sono posizioni del corpo nello yoga che possono allungare e rafforzare i muscoli, migliorare la flessibilità e contribuire al rilassamento. Queste posizioni possono aiutare a sciogliere le tensioni fisiche, spesso associate a stress e carico mentale.

Yoga

Lo yoga può aiutare a ridurre lo stress e migliorare la salute mentale, collegando corpo e mente e promuovendo la concentrazione. Può anche migliorare la qualità del sonno, con effetti positivi sulla funzione cerebrale e sull'umore.

Efficacia delle tecniche di rilassamento muscolare

Confronto dell'efficacia delle tecniche di rilassamento

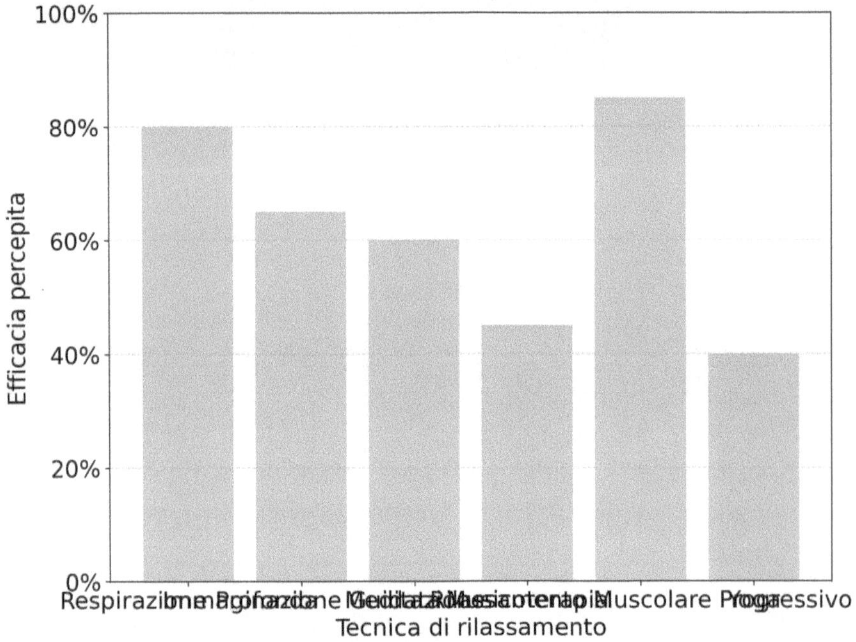

IG: Immaginazione Guidata

MT: Musicoterapia

RP: Respirazione Profonda

MD: Meditazione

RMP: Rilassamento Muscolare Progressivo

YG: Yoga

Il rilassamento muscolare progressivo e la respirazione profonda mostrano i più alti livelli di efficacia, suggerendo che siano strumenti potenti per la riduzione dello stress. Mentre l'immaginazione guidata e la meditazione sono anche benefiche, il loro impatto appare leggermente inferiore. La musicoterapia e lo yoga, sebbene comunque positive, dimostrano un'efficacia relativamente minore per il rilassamento muscolare in questo confronto.

Meditazione

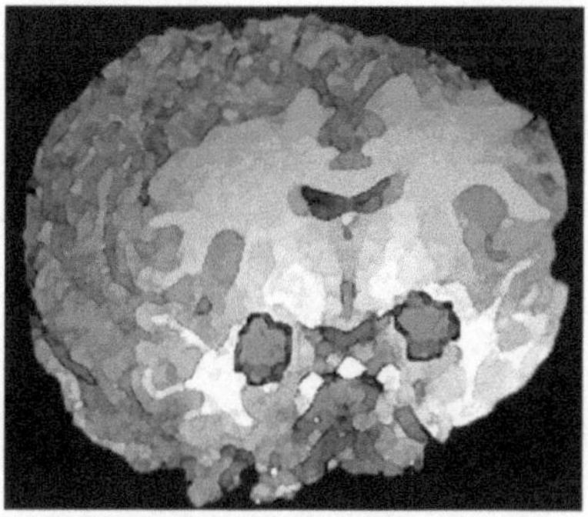

Amigdala [i18]

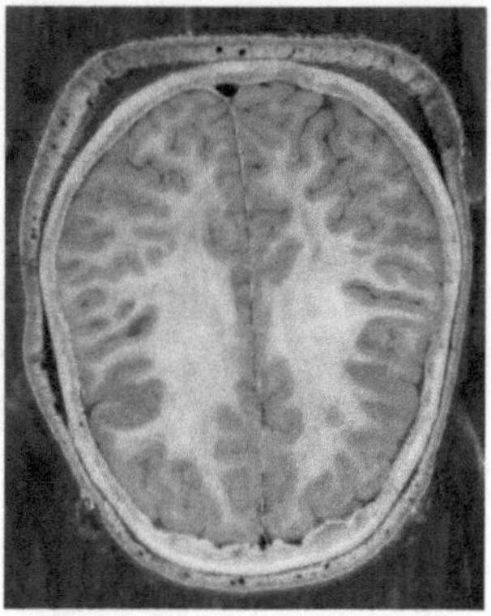

Sostanza grigia [i19]

La meditazione, una forma di allenamento mentale, influisce positivamente sulla struttura e sulla funzione del cervello [s57] [s58]. Può migliorare la cognizione, in particolare l'attenzione e la memoria, e potrebbe persino contrastare il declino legato all'età [s58]. La ricerca suggerisce che i praticanti di meditazione a lungo termine, rispetto a chi non medita, mostrano talvolta una maggiore densità della sostanza grigia e/o un aumento del glukosestoffwechsel in specifiche aree cerebrali [s58]. Inoltre, la meditazione ha effetti positivi sugli stati psico-affettivi, riducendo stress, ansia e stati depressivi – fattori associati a un aumento del rischio di Alzheimer [s58]. Questi effetti potrebbero essere attribuiti a cambiamenti neuroplastici indotti dalla meditazione, che contrastano le alterazioni legate all'età nel cervello [s59]. Ad esempio, la meditazione regolare può aumentare le oscillazioni theta nel cervello, che giocano un ruolo importante nei processi di memoria, in particolare nell'organizzazione temporale della memoria episodica [s59]. Inoltre, la meditazione promuove una forma particolare di attenzione che consente un'azione non reattiva nella vita quotidiana: invece di reagire impulsivamente agli stimoli, i meditatori possono agire in modo più consapevole e riflessivo [s59]. Il rafforzamento della connettività nell'ippocampo, una regione cerebrale centrale per i processi di memoria, sottolinea l'effetto integrativo della meditazione sulla rete neurale [s59]. La meditazione può anche avere effetti positivi sul sistema immunitario e sui processi infiammatori, tra l'altro riducendo le citochine [s57]. Inoltre, può attenuare l'attività dell'amigdala, portando a una diminuzione dei sintomi di ansia e depressione [s57]. Pertanto, la meditazione può essere uno strumento prezioso per migliorare la salute mentale e il benessere

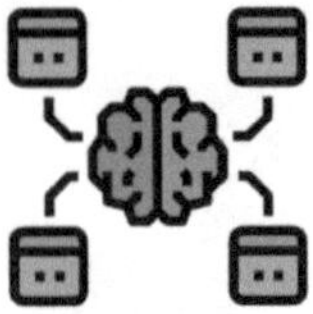

generale ed è già utilizzata nel trattamento di vari problemi psicologici, come disturbi d'ansia, depressione e disturbo da stress post-traumatico [s57]. Può anche alleviare malattie fisiche come ipertensione, diabete e fibromialgia [s57]. Inoltre, può migliorare la qualità della vita, promuovere i contatti sociali e persino aumentare la lunghezza dei telomeri, contribuendo a un processo di invecchiamento più sano [s57]. Chi inizia a meditare potrebbe cominciare con una semplice meditazione del respiro: concentra la tua attenzione sul ritmo naturale del tuo respiro, senza modificarlo. Se i pensieri vagano, riporta delicatamente la tua attenzione al respiro. Questo esercizio può aiutare a rimanere nel momento presente e a percepire i pensieri e le emozioni in modo più consapevole.

Utile sapere

cambiamenti neuroplastici

I cambiamenti neuroplastici descrivono la capacità del cervello di modificarsi e adattarsi attraverso esperienze e apprendimento. La meditazione può promuovere questa capacità di adattamento e supportare la formazione di nuove connessioni neuronali.

meditazione del respiro

La meditazione del respiro è una tecnica di meditazione in cui l'attenzione è rivolta al respiro per calmare la mente e migliorare la concentrazione. Può aiutare a ridurre lo stress e affinare la consapevolezza di sé.

memoria episodica

La memoria episodica immagazzina esperienze personali ed eventi. La meditazione può migliorare la funzione della memoria episodica e facilitare il ricordo di eventi passati.

sostanza grigia

La sostanza grigia nel cervello è composta principalmente da corpi cellulari neuronali e gioca un ruolo cruciale nell'elaborazione delle informazioni. La meditazione può influenzare positivamente il volume della sostanza grigia in specifiche aree cerebrali.

stati psico-affettivi

Gli stati psico-affettivi si riferiscono all'interazione tra emozioni, pensieri e comportamenti. La meditazione può aiutare a regolare questi stati e promuovere il benessere emotivo.

Tecniche di meditazione per il benessere mentale

Distribuzione del tempo delle diverse pratiche di meditazione.

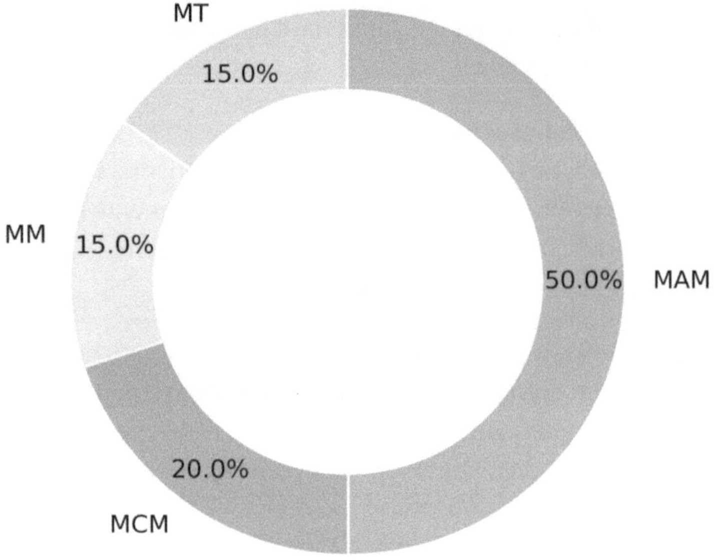

MAM: Meditazione dell'Adorazione Spirituale

MCM: Meditazione Camminata

MM: Meditazione di Mindfulness

MT: Meditazione Trascendentale

La meditazione di consapevolezza occupa la maggior parte del tempo, suggerendo il suo ruolo prominente nella riduzione dello stress e nel miglioramento della concentrazione. Mentre la Meditazione dell'Adorazione Spirituale e la Meditazione Trascendentale rappresentano segmenti più piccoli, probabilmente contribuiscono a benefici specifici come la regolazione emotiva (Meditazione dell'Adorazione Spirituale) e il rilassamento profondo (Meditazione Trascendentale). L'inclusione della Meditazione Camminata aggiunge una componente fisica e di movimento consapevole alla pratica generale.

Consigli concreti

- Collegate il vostro ritmo respiratorio ai vostri passi durante la passeggiata.
- Respirate profondamente e consapevolmente mentre salite le scale e espirate lentamente mentre scendete.
- Sentite come il vostro respiro renda i vostri movimenti più fluidi durante lo yoga.
- Concentrate la vostra attenzione sui gruppi muscolari che si rilassano mentre vi allungate e respirate profondamente nel ventre.
- Modificate consapevolmente il vostro ritmo respiratorio: ad esempio, espirate per il doppio del tempo rispetto all'inspirazione.
- Fate un ronzio mentre espirate per percepire le vibrazioni nel vostro corpo e approfondire il rilassamento.
- Respirate lentamente e profondamente nel ventre prima di addormentarvi, per trovare calma e favorire il sonno.
- Immaginate di inspirare calma e serenità e di espirare stress e tensione.
- Osservate il vostro respiro mentre aspettate alla fermata dell'autobus o siete bloccati nel traffico, per integrare brevi momenti di rilassamento nella vita quotidiana.
- Create un "ancora di respiro", ad esempio un oggetto o un'immagine, che vi ricordi di respirare consapevolmente.
- Collegate i vostri esercizi di respirazione a un pensiero positivo o a un mantra, per migliorare il vostro umore.
- Respirate consapevolmente in diverse aree del corpo mentre meditate, per migliorare la consapevolezza corporea.
- Sviluppate il vostro personale rituale di respirazione, da praticare quotidianamente, per rafforzare la vostra competenza nel rilassamento.

Revisione - 2. Movimento e fitness mentale

Il movimento e la forma mentale sono strettamente interconnessi. L'attività fisica regolare non solo promuove la vostra salute fisica, ma ha anche effetti positivi sulle vostre capacità cognitive, sulla gestione dello stress e sul vostro benessere generale. Stimolando la circolazione sanguigna, più ossigeno arriva al cervello, migliorando la concentrazione, la memoria e i processi di pensiero. Allo stesso tempo, il movimento libera endorfine, che migliorano il vostro umore e riducono lo stress. Uno stile di vita attivo è quindi un investimento nella vostra salute mentale e fisica.

Per sfruttare al meglio gli effetti positivi del movimento sulla vostra forma mentale, è consigliabile un programma di allenamento vario. Includete esercizi di resistenza come corsa, nuoto o ciclismo per rafforzare la vostra funzione cardiovascolare e ottimizzare l'apporto di ossigeno al cervello. Aggiungete a questo l'allenamento di forza per rinforzare i vostri muscoli e migliorare la vostra postura. Particolarmente importanti per la forma mentale sono gli esercizi coordinativi come yoga, tai chi o allenamento dell'equilibrio. Questi promuovono la consapevolezza corporea, la reattività e la flessibilità cognitiva. Anche brevi sessioni di movimento nella vita quotidiana, come salire le scale invece di prendere l'ascensore o fare una passeggiata durante la pausa pranzo, possono già fare una differenza tangibile.

Oltre al movimento fisico, anche le tecniche di rilassamento giocano un ruolo importante per la vostra forma mentale. Esercizi di respirazione, meditazione o rilassamento muscolare progressivo vi aiutano a ridurre lo stress, a focalizzare i vostri pensieri e a trovare la vostra calma interiore. Integrate queste pratiche regolarmente nella vostra vita quotidiana per rafforzare la vostra resilienza mentale e migliorare la vostra capacità di concentrazione. Soprattutto in periodi di alta pressione, queste tecniche possono aiutarvi ad affrontare le sfide con maggiore serenità e a mantenere la vostra performance. Sperimentate con diversi metodi per scoprire quale si adatta meglio a voi e vi offre il massimo rilassamento.

Adottare uno stile di vita attivo e consapevole può inizialmente rappresentare una sfida. Integrate il movimento e il rilassamento gradualmente nella vostra vita quotidiana e ponetevi obiettivi realistici. Scegliete uno sport che vi piace o unitevi a un gruppo per aumentare la motivazione. Anche piccoli cambiamenti nella vita quotidiana, come inserire consapevolmente fasi di movimento e rilassamento, possono già avere un grande impatto. Siate pazienti con voi stessi e celebrate i vostri successi per mantenere alta la motivazione a lungo termine. Una mente sana in un corpo sano è un obiettivo desiderabile che può essere raggiunto con le giuste strategie e un po' di perseveranza. Investite nella vostra salute: ne vale la pena!

3. Prevenzione delle malattie neurodegenerative

Cosa succederebbe se potessimo contrastare attivamente il processo di invecchiamento del nostro cervello? La ricerca dimostra che le giuste strategie nutrizionali possono ridurre significativamente il rischio di compromissioni cognitive. Le moderne scienze della nutrizione offrono nuove prospettive per il mantenimento a lungo termine della salute cerebrale - dall'infanzia fino alla terza età. Attraverso un apporto mirato di nutrienti, è possibile migliorare in modo tangibile la concentrazione e le prestazioni mentali. Le pagine seguenti rivelano i principali elementi costitutivi per un cervello sano e performante e mostrano come integrarli nella vita quotidiana.

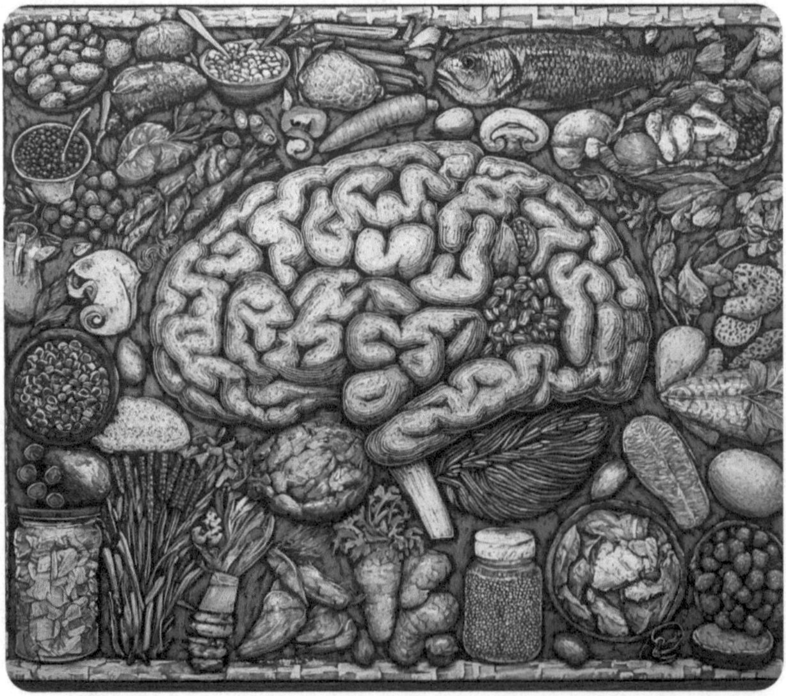

3. 1 Prevenzione dell'Alzheimer

Alzheimer è una delle forme più comuni di demenza e rappresenta una crescente sfida per i sistemi sanitari. La malattia porta a una progressiva perdita delle capacità cognitive, compromette gravemente la qualità della vita e causa elevati costi sociali. Le misure preventive stanno quindi acquisendo sempre più importanza. Nutrizione, stile di vita e programmi di attività mirati giocano un ruolo cruciale per ridurre il rischio di Alzheimer e mantenere la salute cognitiva a lungo termine. Studi dimostrano il legame tra determinate abitudini alimentari, attività fisica e mentale e un rischio ridotto di demenza. Scoprite in questo capitolo come proteggere il vostro cervello e mantenere le vostre capacità mentali attraverso misure mirate.

Una dieta varia con molti alimenti diversi, in particolare frutta, verdura, cereali integrali, legumi, noci e acidi grassi insaturi, combinata con un'attività fisica regolare, interazione sociale e attività mentale, costituisce la base per una salute cognitiva a lungo termine e può ridurre significativamente il rischio di Alzheimer e altre malattie neurodegenerative.

Fattori protettivi basati sull'alimentazione

I fattori protettivi basati sull'alimentazione giocano un ruolo importante nella prevenzione dell'Alzheimer e di altre compromissioni cognitive. Studi dimostrano che determinati regimi alimentari, come la mediterranea, la nordica, la DASH o la MIND-Diät, sono associate a un rischio ridotto di demenza [s60]. Queste diete si caratterizzano per un alto contenuto di frutta, verdura, cereali integrali, legumi, noci e acidi grassi insaturi. Confronta la tua attuale alimentazione con i principi della dieta MIND: questa raccomanda ad esempio il consumo quotidiano di verdure a foglia verde e bacche, che hanno dimostrato effetti positivi sulla funzione cognitiva [s61]. Oltre alla scelta del gruppo alimentare, è rilevante anche l'assunzione di nutrienti specifici. I micronutrienti, in particolare le vitamine del gruppo B, la vitamina D e il ferro, sono essenziali per la salute cognitiva [s60] [s62]. Gli acidi grassi omega-3, in particolare il DHA, hanno un effetto neuroprotettivo e possono ridurre i deficit cognitivi legati all'età [s62]. Gli antiossidanti, come i polifenoli nelle bacche e i carotenoidi nelle verdure colorate, proteggono le cellule cerebrali dallo stress ossidativo [s63]. Una grande varietà alimentare supporta un'adeguata fornitura di questi nutrienti importanti ed è associata a un rischio ridotto di compromissioni cognitive [s63]. Pertanto, presta attenzione a una dieta varia che includa tutti i gruppi di nutrienti essenziali. Inoltre, la salute intestinale sta diventando sempre più centrale nella ricerca. L'interazione tra la flora intestinale e la funzione cerebrale, nota come darmhirnachse, influisce sui processi cognitivi. Le fibre e i probiotici promuovono una flora intestinale sana e possono quindi influenzare positivamente la salute cognitiva [s60]. Il digiuno intermittente (IF) può anche promuovere la salute intestinale e avere effetti positivi sulla salute cerebrale grazie all'aumento della produzione di chetoni [s64]. I chetoni fungono da fonte alternativa di energia per il cervello e possono supportare i processi neuronali [s64]. I fattori di rischio cardiometabolici come il sovrappeso, l'ipertensione e il diabete aumentano il rischio di demenza. Una dieta sana può contribuire a minimizzare questi fattori di rischio e quindi proteggere indirettamente la salute cognitiva [s60]. Le misure

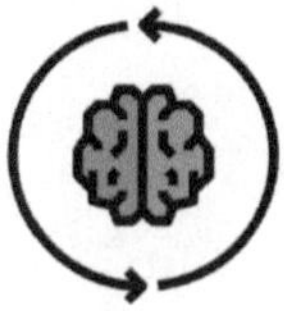

preventive dovrebbero idealmente iniziare già nella mezza età, cioè a partire dai 40 o 50 anni [s60]. Una dieta equilibrata per tutta la vita e l'evitare la malnutrizione, soprattutto in età avanzata, sono fondamentali per mantenere le capacità cognitive [s63]. Anche in caso di malattie mentali come la depressione, una dieta sana, ricca di vitamine del gruppo B, zinco, magnesio e acidi grassi omega-3, può avere effetti positivi [s65]. I probiotici e i prebiotici mostrano inoltre potenziali effetti psicoprotettivi [s65].

Utile sapere

Antiossidanti

Gli antiossidanti come i polifenoli e i carotenoidi proteggono le cellule cerebrali dai danni causati dai radicali liberi e dallo stress ossidativo, che possono contribuire a compromissioni cognitive.

Fattori di rischio cardiometabolici

I fattori di rischio cardiometabolici come l'ipertensione, il diabete e il sovrappeso aumentano il rischio di compromissioni cognitive e demenza. Una dieta sana e uno stile di vita possono contribuire a minimizzare questi fattori di rischio.

Micronutrienti

I micronutrienti come le vitamine del gruppo B, la vitamina D e il ferro svolgono un ruolo cruciale nella funzione nervosa e nella protezione dallo stress ossidativo, che può portare a danni cognitivi.

Digiuno intermittente

Il digiuno intermittente (IF) può promuovere la riparazione cellulare nel cervello e stimolare la produzione di fattori di crescita che supportano la funzione cognitiva.

Dieta mediterranea

La dieta mediterranea è ricca di frutta, verdura, olio d'oliva, pesce e cereali integrali e può ridurre il rischio di compromissioni cognitive riducendo l'infiammazione e promuovendo la salute vascolare.

Fattori dietetici protettivi contro l'Alzheimer

Distribuzione dei fattori dietetici legati alla prevenzione dell'Alzheimer.

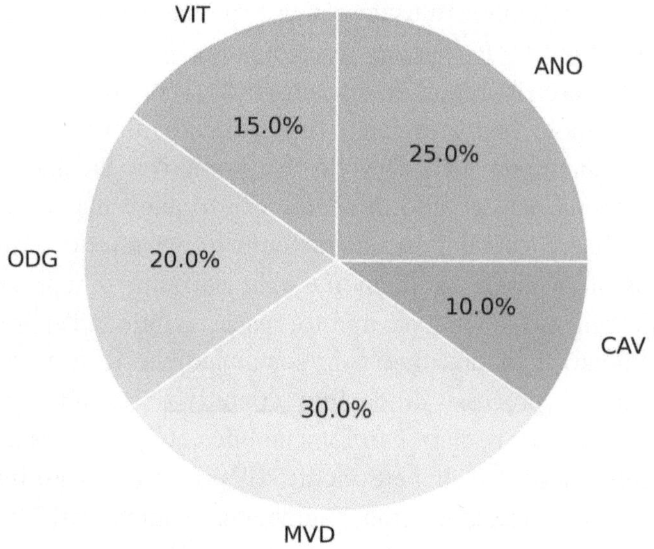

ANO: Antiossidanti (Vitamine C ed E, Frutti di bosco)

CAV: B Vitamine (Verdure a foglia, Legumi)

MVD: Dieta Mediterranea (Frutta, Verdura, Olio d'oliva)

ODG: Acidi Grassi Omega-3 (Pesce, Semi di lino)

VIT: Pochi Carboidrati/Grassi Sani (Avocado, Noci)

Questo grafico evidenzia l'importanza relativa di vari fattori dietetici nella potenziale riduzione del rischio di Alzheimer. Un approccio equilibrato che incorpora elementi di ciascuna categoria probabilmente offre la protezione più completa. Sebbene i contributi individuali varino, il grafico sottolinea l'effetto sinergico di questi fattori che lavorano insieme per una salute ottimale del cervello.

Modifica dello stile di vita

Le modifiche dello stile di vita contribuiscono in modo significativo alla prevenzione delle compromissioni cognitive, in particolare nel contesto delle malattie neurodegenerative come l'Alzheimer. Oltre alla dieta discussa nel capitolo precedente, l'attività fisica, l'allenamento cognitivo e la gestione dei fattori di rischio cardiometabolici giocano un ruolo importante. L'esercizio regolare, sia attraverso sport di resistenza come la corsa o il nuoto, sia attraverso l'allenamento di forza, migliora la circolazione sanguigna nel cervello e promuove la neuroplasticità, ovvero la capacità del cervello di adattarsi e formare nuove connessioni [s66] [s67]. Questa capacità di adattamento ha un effetto positivo sulle funzioni cognitive come la memoria e la capacità di apprendimento. Anche l'allenamento cognitivo mirato, paragonabile all'apprendimento di uno strumento o di una nuova lingua, mantiene il cervello attivo e può contrastare i processi di declino cognitivo. Un ulteriore aspetto riguarda i fattori di rischio cardiometabolici. L'ipertensione, i livelli elevati di colesterolo e il diabete mellito di tipo 2 non solo influenzano la salute cardiovascolare, ma aumentano anche il rischio di compromissioni cognitive e demenza [s68]. Attraverso una combinazione di dieta adeguata, esercizio regolare e, se necessario, terapia farmacologica, questi fattori di rischio possono essere controllati in modo efficace. Un esempio sarebbe ridurre il consumo quotidiano di alimenti altamente trasformati ad alto contenuto di grassi e zuccheri e sostituirli con alternative ricche di fibre, per influenzare positivamente sia i livelli di zucchero nel sangue che il colesterolo [s69]. Questo non solo ha un effetto preventivo sulle malattie cardiometaboliche, ma supporta anche la salute cognitiva. Oltre a questi fattori, anche il fumo e il consumo di alcol influenzano le prestazioni cognitive. La nicotina e l'alcol hanno effetti negativi sulle cellule cerebrali e sui vasi sanguigni, portando a perdite cognitive [s69]. Un consumo moderato di alcol e l'evitare il fumo sono quindi componenti importanti di uno stile di vita preventivo. Infine, anche l'interazione sociale gioca un ruolo. Lo scambio sociale regolare e la cura delle relazioni hanno un effetto positivo sulla salute cognitiva e possono ridurre il rischio di compromissioni cognitive [s69]. Partecipare attivamente ad attività sociali, impegnarsi nel volontariato o coltivare hobby contribuiscono a mantenere i contatti sociali e a mantenere il cervello mentalmente attivo. Le modifiche dello stile di vita descritte non solo contribuiscono alla prevenzione dell'Alzheimer, ma promuovono anche la salute generale e il benessere. Soprattutto in età avanzata, una fase della vita spesso caratterizzata da fragilità nutrizionale, la consapevole progettazione dello stile di vita è essenziale per mantenere le funzioni cognitive e consentire un invecchiamento sano [s70]. L'integrazione precoce di queste misure, idealmente a partire dalla mezza età, massimizza l'effetto preventivo e contribuisce a una salute cognitiva a lungo termine [s71]. La revisione regolare del proprio stile di vita e l'adattamento alle esigenze e possibilità individuali sono fondamentali per ottenere gli effetti positivi descritti.

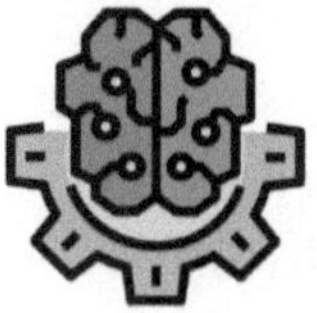

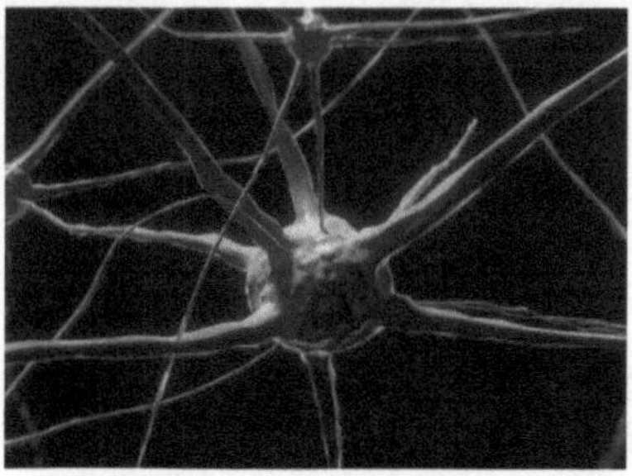

Neuroplasticità [i20]

Utile sapere

Cognitivo

Si riferisce alle capacità mentali come pensare, apprendere, ricordare, percepire e risolvere problemi. Uno stile di vita sano può contribuire a mantenere e migliorare le capacità cognitive.

Cardiometabolico

Descrive il legame tra la salute cardiovascolare e i processi metabolici. I fattori di rischio cardiometabolici come l'ipertensione, il diabete e i livelli elevati di colesterolo possono aumentare il rischio di problemi cognitivi.

Neuroplasticità

La capacità del cervello di cambiare e formare nuove connessioni tra le cellule nervose. Un'alta neuroplasticità è importante per i processi di apprendimento e l'adattamento a nuove situazioni. Può essere promossa attraverso l'attività mentale e fisica e gioca un ruolo importante nella protezione contro il declino cognitivo.

Ricco di fibre

Alimenti ricchi di fibre, come i cereali integrali, la frutta e la verdura, favoriscono la digestione e possono contribuire a mantenere stabili i livelli di zucchero nel sangue. Un livello stabile di zucchero nel sangue è importante per la salute del cervello.

Influenza dello stile di vita sul rischio di Alzheimer

Effetti dello stile di vita sulla prevenzione dell'Alzheimer.

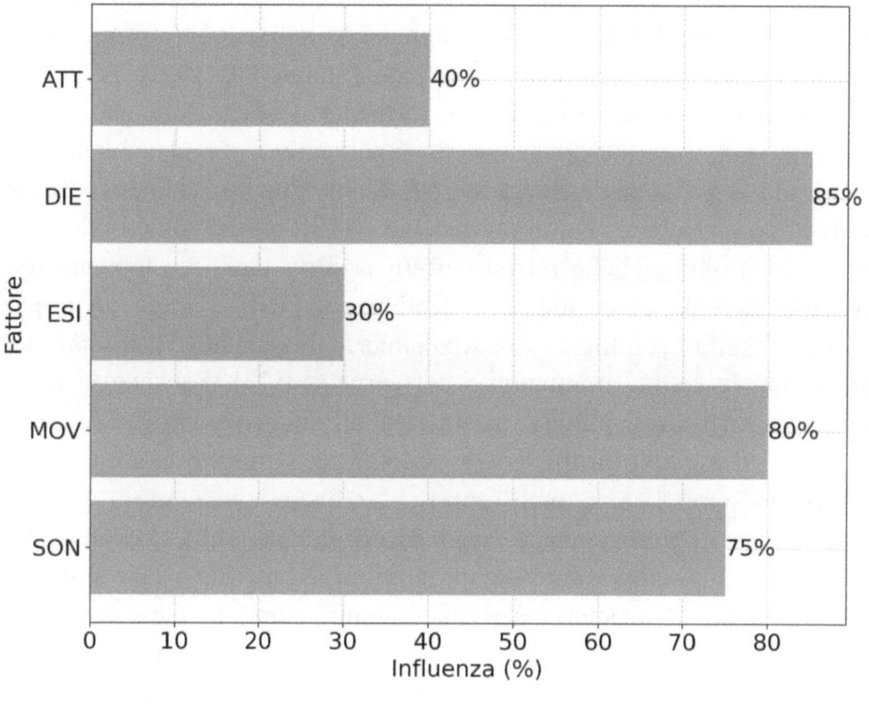

ATT: Attività mentale

DIE: Dieta

ESI: Gestione dello stress

MOV: Movimento

SON: Sonno

Il grafico illustra l'influenza positiva di diversi fattori dello stile di vita sulla riduzione del rischio di Alzheimer. L'esercizio fisico regolare, una dieta equilibrata e l'attività mentale contribuiscono maggiormente alla prevenzione. La riduzione dello stress e un sonno sufficiente svolgono anch'essi un ruolo importante, ma con un impatto minore rispetto agli altri fattori.

Programmi di attività

Programmi di attività mirati offrono molteplici opportunità per promuovere la salute cognitiva e contrastare il declino legato all'età. L'attività fisica – adattata alle condizioni individuali – ha un effetto positivo sulle funzioni cerebrali, migliorando la circolazione sanguigna e stimolando la formazione di nuove connessioni neuronali, nota come neuroplastizitaet [s72]. Una passeggiata nel parco, nuotare regolarmente o anche fare giardinaggio possono già contribuire in modo significativo. Fondamentale è la regolarità e un'intensità adeguata per l'individuo, poiché un eccessivo sforzo può risultare controproducente [s72]. Oltre all'attività fisica, anche le attività cicliche offrono effetti positivi. Studi su topi mostrano che tali cicli possono ridurre il declino cognitivo e avere un impatto positivo sulla patologia di Alzheimer, modulando l'attività delle microglia, le cellule immunitarie del cervello [s73]. Sebbene la ricerca sia ancora nelle fasi iniziali, questi risultati suggeriscono che le attività cicliche, ad esempio la ripetizione regolare di sequenze motorie apprese nella vita quotidiana o nello sport, potrebbero avere effetti protettivi sulla salute cognitiva anche negli esseri umani. Un ulteriore aspetto importante dei programmi di attività è la componente sociale. Attività comuni, come la partecipazione a un corso di danza o a un coro, non solo promuovono la forma mentale, ma rafforzano anche i legami sociali e hanno un effetto positivo sul benessere emotivo. Combinando attività fisica e mentale in un contesto sociale, i programmi di attività possono contribuire in modo significativo alla prevenzione delle disabilità cognitive.

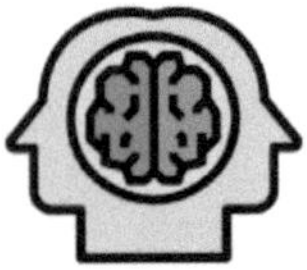

Utile sapere

Attività cicliche

Attività ripetute regolarmente, che possono essere sia di natura fisica che mentale. Possono contribuire a stabilizzare le funzioni cognitive e ridurre il rischio di declino cognitivo stimolando l'attività cerebrale e promuovendo la neuroplasticità.

Microglia

Cellule immunitarie nel cervello che svolgono un ruolo importante nella difesa contro patogeni e nella rimozione di detriti cellulari. Un'attività equilibrata delle microglia è fondamentale per la salute del cervello e può contribuire a proteggere da processi neurodegenerativi.

Beneficio cognitivo vs. Livello di attività

Correlazione tra livelli di attività e beneficio cognitivo nella prevenzione dell'Alzheimer.

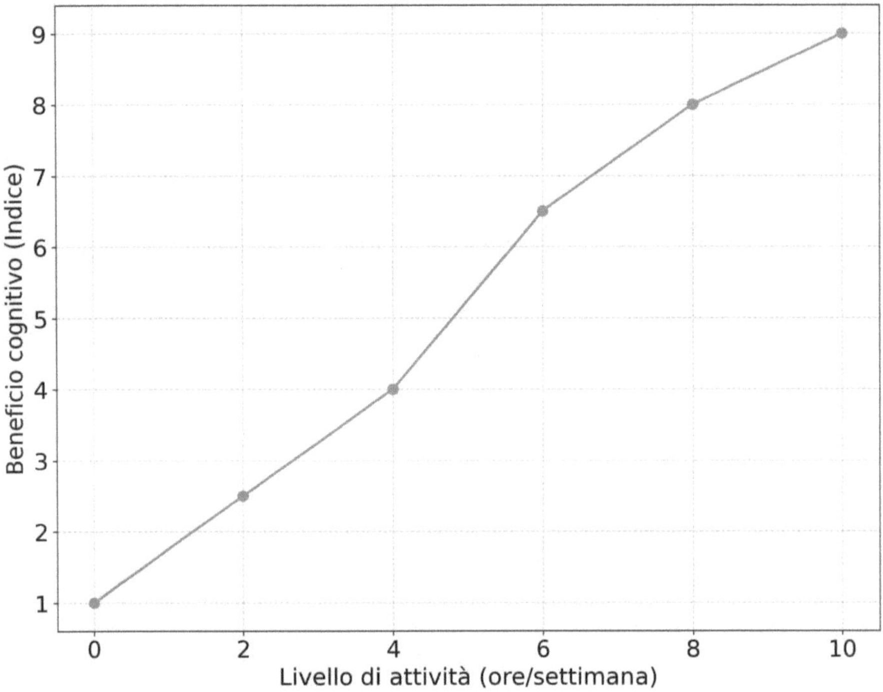

Il grafico mostra una correlazione positiva tra l'aumento dei livelli di attività e i benefici cognitivi. Mentre alcuni benefici si vedono a livelli di attività inferiori, un aumento significativo del beneficio si osserva con un'attività da moderata a elevata. Ciò suggerisce che un impegno regolare in attività stimolanti può svolgere un ruolo cruciale nel mantenimento della salute cognitiva e nella riduzione del rischio di Alzheimer.

Consigli concreti

- Integra esercizi di memoria nella tua vita quotidiana in modo ludico, ad esempio cercando di memorizzare gli articoli della tua lista mentre fai la spesa.
- Cambia regolarmente le tue routine abituali per affrontare nuove sfide e promuovere la neuroplasticità del tuo cervello.
- Impara regolarmente qualcosa di nuovo, che si tratti di uno strumento musicale, una lingua straniera o una nuova arte manuale, per mantenere attivo il tuo cervello.
- Canta in un coro o recita in una compagnia teatrale per allenare le tue capacità cognitive attraverso l'apprendimento di testi e melodie, mentre mantieni i contatti sociali.
- Visita regolarmente musei, mostre o concerti per fornire al tuo cervello nuove impressioni e informazioni.
- Impegnati come volontario in un settore che ti interessa per ampliare i tuoi contatti sociali e stimolare mentalmente il tuo cervello.
- Viaggia in luoghi nuovi e scopri culture straniere per stimolare il tuo cervello con nuovi stimoli e allenare la tua flessibilità mentale.
- Leggi regolarmente libri, giornali o riviste per ampliare le tue conoscenze e allenare le tue capacità cognitive.
- Scrivi un diario o componi poesie o racconti per stimolare la tua creatività e migliorare le tue abilità linguistiche.
- Risolvi regolarmente enigmi, Sudoku o cruciverba per allenare le tue capacità di pensiero logico e la tua memoria.
- Gioca a giochi da tavolo con amici o familiari per promuovere le tue capacità di pensiero strategico e la tua interazione sociale.

3. 2 Prevenzione della demenza

La demenza rappresenta una crescente sfida per la salute individuale e sociale. Le compromissioni cognitive limitano l'autonomia e influenzano in modo significativo la qualità della vita. Le misure preventive stanno quindi acquisendo importanza per contrastare il progressivo declino delle capacità cognitive. La prevenzione della demenza comprende diverse strategie basate su evidenze scientifiche riguardanti i fattori di rischio e i fattori protettivi. Alimentazione, integrazione sociale e stimolazione cognitiva giocano un ruolo cruciale. Anche lo stile di vita influisce sulla salute cognitiva in età avanzata. Scoprite in questo capitolo come mantenere la vostra capacità cognitiva attraverso misure mirate e ridurre il rischio di demenza.

Un approccio olistico con stimolazione cognitiva, integrazione sociale e uno stile di vita sano a partire dalla mezza età protegge in modo più efficace dalla demenza.

Stimolazione Cognitiva

La stimolazione cognitiva comprende attività mentalmente stimolanti che sfidano la capacità di pensiero e l'elaborazione delle informazioni [s74]. Ci sono indicazioni che questa stimolazione possa contribuire a mantenere le funzioni cognitive o a rallentarne il declino [s74]. Un aspetto importante è la riserva cognitiva, che si costruisce attraverso l'istruzione e l'apprendimento continuo [s74]. Questa riserva può aumentare la resilienza del cervello ai cambiamenti legati all'età o alle malattie [s74]. Attività sociali e cognitive contribuiscono anch'esse alla stimolazione cognitiva e possono ridurre il rischio di demenza [s75]. Una persona che partecipa regolarmente a discussioni stimolanti o apprende nuovi hobby come gli scacchi o uno strumento musicale allena attivamente le proprie capacità cognitive. Fattori legati allo stile di vita come alimentazione, esercizio fisico e interazione sociale influenzano significativamente la salute cognitiva in età avanzata [s75]. L'attività fisica promuove processi neuronali come neurogenesi, sinaptogenesi e angiogenesi, che portano a cambiamenti strutturali e funzionali positivi nel cervello [s76]. Questi cambiamenti possono ridurre il rischio di compromissioni cognitive e demenza, migliorando al contempo la memoria e le funzioni esecutive [s76]. Un approccio preventivo che considera sia l'alimentazione che la stimolazione cognitiva può mantenere le funzioni cognitive in modo più efficace, iniziando già nella mezza età [s75]. Una dieta ricca di composti bioattivi provenienti da alimenti vegetali, in particolare la mediterrane_ernaehrung, è associata a un rischio ridotto di demenza e a prestazioni cognitive migliorate in età avanzata [s77]. Le sostanze bioattive possono promuovere processi neuroplastici e neurogenetici che influenzano positivamente le funzioni cognitive [s77]. La dieta MIND, una variante della dieta mediterranea, mostra anch'essa effetti positivi sulla funzione cognitiva [s78]. Inoltre, i mikronaehrstoffe come la vitamina D e le vitamine del gruppo B (B12 e B3) svolgono un ruolo protettivo contro la demenza [s78]. Sebbene i programmi di allenamento cognitivo sembrino promettenti per migliorare la memoria e la velocità di elaborazione, manca ancora la conferma da parte di

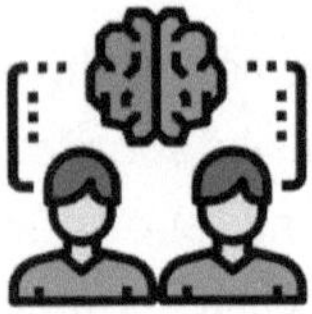

ampi studi controllati randomizzati [s74]. Attualmente non esistono "giochi per il cervello" o "esercizi per il cervello" specifici con efficacia dimostrata per la salute cerebrale [s74]. Anche gli effetti del digiuno intermittente sulla funzione cognitiva in soggetti sani non sono ancora chiariti e necessitano di ulteriori ricerche [s79].

Utile sapere

Funzioni Esecutive

Comprendono abilità cognitive superiori come pianificazione, organizzazione, risoluzione dei problemi e presa di decisioni. Queste funzioni sono importanti per il controllo dell'azione orientata agli obiettivi e per l'adattamento a nuove situazioni.

Riserva Cognitiva

Descrive la resilienza del cervello ai danni e ai cambiamenti legati all'età. Una alta riserva cognitiva può contribuire a minimizzare gli effetti dei danni cerebrali e ridurre il rischio di demenza.

Attività di Stimolazione Cognitiva ed Efficacia

Efficacia e investimento di tempo di attività di stimolazione cognitiva per la prevenzione della demenza.

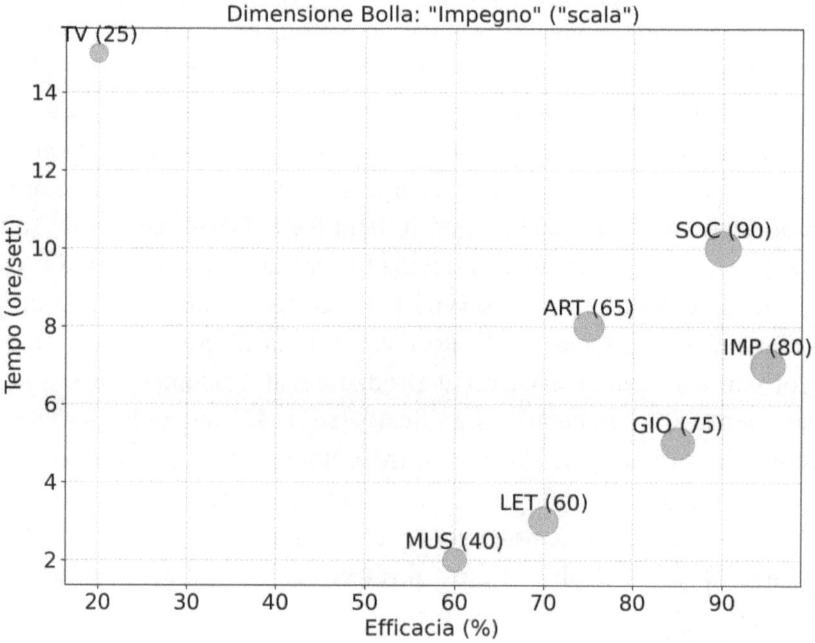

Blasengröße: Impegno (scala)

ART: Arti e Mestieri

IMP: Imparare Nuove Competenze

MUS: Ascoltare Musica

TV: Guardare la TV

GIO: Giochi/Puzzle

LET: Lettura/Scrittura

SOC: Interazione Sociale

Attività come puzzle e l'apprendimento di nuove competenze mostrano un'elevata efficacia nonostante un investimento di tempo moderato. L'interazione sociale, sebbene altamente efficace, può richiedere più tempo. Le attività passive come guardare la TV mostrano una bassa efficacia anche con un elevato investimento di tempo. Ciò suggerisce di dare priorità alle attività che impegnano attivamente il cervello per ottenere benefici cognitivi ottimali.

Integrazione sociale

L'integrazione sociale, il scambio attivo e la partecipazione alla vita sociale, promuovono la salute mentale e agiscono in modo preventivo contro le compromissioni cognitive. Relazioni sociali strette e interazioni regolari hanno un effetto positivo sulla salute mentale e possono ridurre il rischio di demenza [s80]. Non è solo la quantità, ma soprattutto la qualità dei contatti sociali a essere decisiva. Conoscenze superficiali non sono sufficienti; relazioni profonde e significative, in cui ci si sente compresi e supportati, sono essenziali per il benessere [s80]. Una vita sociale attiva può essere mantenuta partecipando ad attività comunitarie, come una visita comune a un servizio religioso o incontri regolari in associazioni [s81]. Queste offrono l'opportunità di creare nuovi contatti, approfondire relazioni esistenti e soddisfare al contempo il bisogno di appartenenza e di ricerca di significato [s81]. L'interazione sociale può avvenire in vari luoghi, sia nel centro comunitario, nel club sportivo o nell'ambito di pasti condivisi. È importante la partecipazione attiva e la cura consapevole dei legami sociali per beneficiare degli effetti positivi sulla salute mentale. La gratitudine per la propria salute, sia fisica che mentale, può inoltre aumentare il benessere e promuovere la motivazione a mantenere uno stile di vita sano [s81]. Questo può avvenire, ad esempio, attraverso una riflessione regolare sugli aspetti positivi della vita o tenendo un diario della gratitudine.

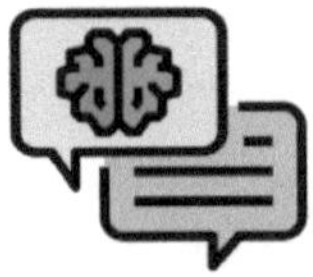

Utile sapere

Compromissioni cognitive

Descrivono un deterioramento delle capacità mentali, che possono influenzare memoria, pensiero, linguaggio e giudizio. Una dieta sana e uno stile di vita attivo possono contribuire a ridurre il rischio di compromissioni cognitive.

Rischio di demenza

La probabilità di ammalarsi di demenza è influenzata da vari fattori, tra cui predisposizione genetica, età e stile di vita. Una dieta equilibrata, esercizio regolare e attività sociali possono ridurre il rischio di demenza.

Impatto delle attività sociali sulla salute cognitiva

Correlazione tra impegno sociale e funzione cognitiva

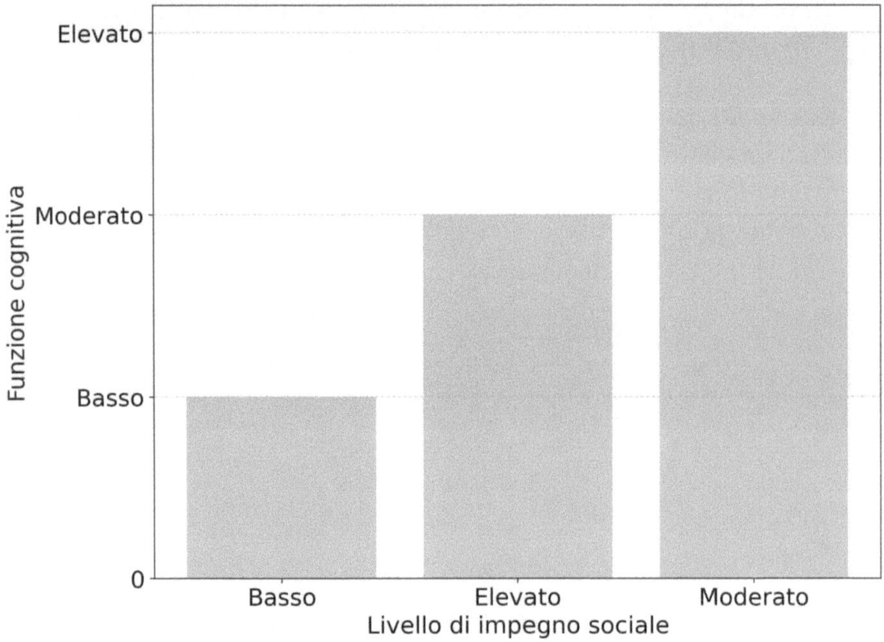

- Bas: Basso impegno sociale
- Ele: Elevato impegno sociale
- Mod: Moderato impegno sociale

I dati suggeriscono una forte relazione positiva tra l'interazione sociale frequente e migliori risultati cognitivi. Le persone con livelli più elevati di impegno sociale dimostrano una migliore funzione cognitiva in vari domini. Ciò evidenzia l'importanza dell'attività sociale come fattore protettivo contro il declino cognitivo e per promuovere la salute generale del cervello.

Stile di vita preventivo

La vita preventiva comprende una serie di misure che possono ridurre il rischio di compromissioni cognitive e demenza. Oltre agli aspetti già menzionati della stimolazione cognitiva e dell'integrazione sociale, la consapevole progettazione dello stile di vita gioca un ruolo cruciale. Una dieta ricca di frutta fresca, verdura e omegafettsaeuren supporta la salute del cervello e può ridurre il rischio di demenza e malattie cardiovascolari [s82]. Pertanto, una dieta equilibrata non solo influisce positivamente sulle capacità cognitive, ma anche sulla pressione sanguigna e su altri fattori di rischio cardiovascolare associati alla demenza [s82]. Integrando questo tipo di alimentazione precocemente – idealmente già a partire dalla mezza età – si possono trarre benefici a lungo termine dagli effetti positivi sulla salute cognitiva [s83]. Tra le opzioni ci sono la dieta mediterranea, quella nordica, la DASH e la MIND, tutte associate a un rischio ridotto di compromissioni cognitive e demenza [s83]. Anche il microbioma, ovvero l'insieme dei microrganismi nell'intestino e la sua interazione con l'alimentazione, sta diventando sempre più centrale nella ricerca sulla demenza, in particolare riguardo alla darmhirnachse [s83]. Oltre all'alimentazione, è importante ridurre lo stress e promuovere il benessere psicologico [s84]. Tecniche di rilassamento come la meditazione o lo yoga, così come interazioni sociali positive, possono contribuire a ridurre lo stress e rafforzare la salute mentale [s84]. Il controllo di ulteriori fattori di rischio modificabili, come l'ipertensione, il diabete e l'obesità, è anch'esso rilevante per la salute del cervello [s84]. L'attività fisica regolare ha effetti positivi anche sulle funzioni cognitive e sul benessere generale [s85]. L'esercizio modula i geni e porta a cambiamenti strutturali e funzionali nel cervello, che possono prevenire il declino cognitivo legato all'età e migliorare la qualità della vita [s85]. Una passeggiata nel parco, nuotare regolarmente o andare in bicicletta sono solo alcune delle possibilità per rimanere fisicamente

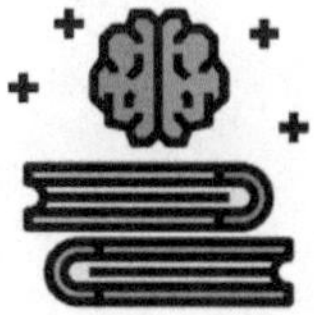

attivi e promuovere la salute del cervello. Uno stile di vita preventivo è un approccio olistico che comprende vari ambiti della vita e può contribuire a lungo termine a una migliore salute cognitiva e a un ridotto rischio di demenza.

Fattori dello stile di vita per la prevenzione della demenza

Impatto delle scelte di vita sulla salute del cervello.

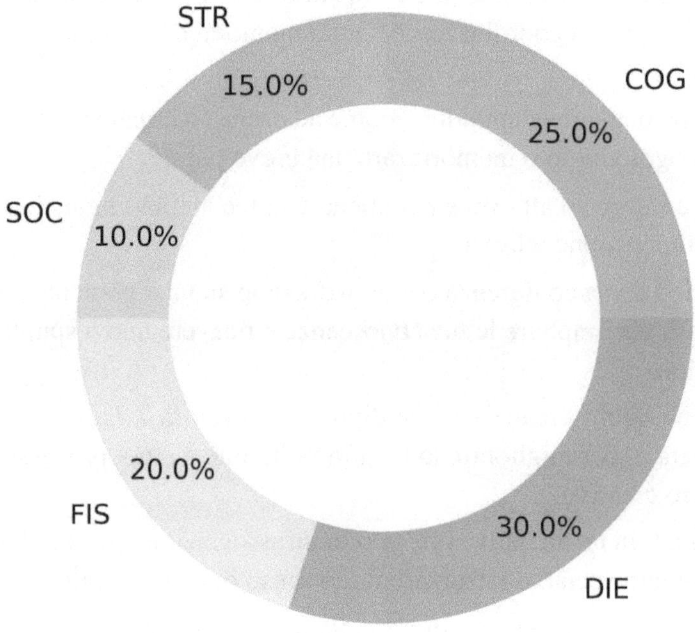

COG: Stimolazione Cognitiva
DIE: Dieta Sana
FIS: Attività Fisica
SOC: Impegno Sociale
STR: Gestione dello Stress

Questo grafico evidenzia l'influenza significativa di vari fattori dello stile di vita sul rischio di demenza. Mentre la genetica gioca un ruolo, gran parte del rischio può essere modificata attraverso scelte proattive. Concentrarsi su aree come dieta, esercizio fisico e stimolazione cognitiva può contribuire in modo sostanziale al mantenimento della salute del cervello a lungo termine e alla riduzione della probabilità di sviluppare demenza.

Consigli concreti

- Esplora la tua città con gli occhi di un turista e scopri angoli e storie sconosciute.
- Scrivi regolarmente lettere o cartoline a amici e parenti per mantenere le tue abilità di scrittura e i tuoi contatti sociali.
- Partecipa a un corso di danza e impara un nuovo stile di danza per migliorare la tua coordinazione, la tua memoria e la tua interazione sociale.
- Sviluppa una nuova abitudine, come ad esempio imparare una nuova parola ogni giorno o memorizzare una breve poesia.
- Leggi un libro ad alta voce per allenare le tue abilità linguistiche e la tua comprensione uditiva.
- Partecipa a una conferenza o a un workshop su un argomento che ti interessa per ampliare le tue conoscenze e ricevere nuovi spunti di riflessione.
- Inizia un hobby creativo, come dipingere, lavorare l'argilla o fotografare, per migliorare la tua motricità fine e i tuoi processi di pensiero creativo.
- Impegnati in un'iniziativa civica o in un'associazione per ampliare i tuoi contatti sociali e rafforzare il tuo senso di responsabilità.
- Racconta ad altre persone storie della tua vita o ascolta le storie degli altri per allenare la tua memoria e la tua capacità di empatia.
- Trascorri del tempo nella natura e osserva l'ambiente circostante per affinare i tuoi sensi e promuovere la tua consapevolezza.
- Rifletti regolarmente sui tuoi successi di apprendimento e sui tuoi punti di forza personali per aumentare la tua autoefficacia e il tuo benessere.

3. 3 Gestione dell'ADHD

Una gestione efficace dell'ADHD può migliorare significativamente la qualità della vita e gioca un ruolo importante nella prevenzione delle malattie neurodegenerative. Questo capitolo esplora il legame tra ADHD e salute cognitiva e analizza come strategie mirate possano favorire la concentrazione e le prestazioni. Vengono affrontate le sfide come i disturbi dell'attenzione e l'impulsività, così come l'influenza dell'ambiente sul benessere. Scoprite come, attraverso una combinazione di strategie nutrizionali, adattamenti comportamentali e ottimizzazione dell'ambiente, potete gestire con successo il vostro ADHD e rafforzare a lungo termine la vostra salute cognitiva.

Una strategia nutrizionale ben ponderata, ricca di acidi grassi omega-3, antiossidanti ed elementi della dieta mediterranea, può ridurre il rischio di malattie neurodegenerative e promuovere la salute cognitiva, in particolare nell'ADHD, se combinata con uno stile di vita sano.

Strategie nutrizionali

Le strategie nutrizionali possono avere un impatto positivo sulla gestione dell'ADHD. Una dieta equilibrata con un adeguato apporto di omegafettsaeuren, vitamine del gruppo B, zinco e antiossidanti può influenzare positivamente la salute mentale [s86] [s87]. In particolare, gli acidi grassi Omega-3 supportano i processi cognitivi e possono essere utili per l'ADHD, mentre un alto consumo di grassi saturi può compromettere l'elaborazione cognitiva [s86]. Una combinazione di diverse abitudini alimentari sane, inclusi elementi della dieta mediterranea, può contrastare i cambiamenti neurodegenerativi e migliorare la funzione cognitiva [s87]. Questa forma di dieta, ricca di frutta, verdura, legumi, noci e cereali integrali, supporta la salute cognitiva e può ridurre il rischio di compromissioni cognitive e demenza [s88]. Una colazione adeguatamente saziante ogni giorno può influenzare positivamente l'attenzione e la memoria [s88]. Oltre ai macro e micronutrienti, l'importanza del microbioma intestinale per la salute cognitiva sta diventando sempre più centrale [s88]. I probiotici e praebiotika, presenti in alimenti fermentati come yogurt o crauti, possono influenzare positivamente la flora intestinale e quindi avere effetti sulla salute mentale [s87].

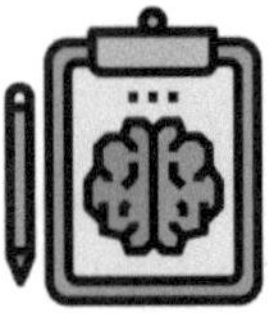

Utile sapere

Grassi saturi

Grassi saturi, che si trovano principalmente nei prodotti animali, possono promuovere l'infiammazione nel corpo in grandi quantità, influenzando negativamente la funzione cerebrale.

Probiotici

Microrganismi vivi che, se consumati in quantità adeguate, possono avere effetti positivi sulla salute migliorando la flora intestinale e rafforzando il sistema immunitario.

Microbioma

L'insieme di tutti i microrganismi che colonizzano l'intestino. Il microbioma gioca un ruolo importante per la salute del corpo e del cervello e può influenzare l'umore e le funzioni cognitive.

Cambiamenti neurodegenerativi

Processi nel cervello che portano a una perdita progressiva di cellule nervose e possono compromettere le funzioni cognitive. Una dieta sana può contribuire a rallentare o prevenire questi processi.

Rapporto Macronutrienti per la Gestione dell'ADHD

Distribuzione raccomandata di macronutrienti per una migliore concentrazione e attenzione.

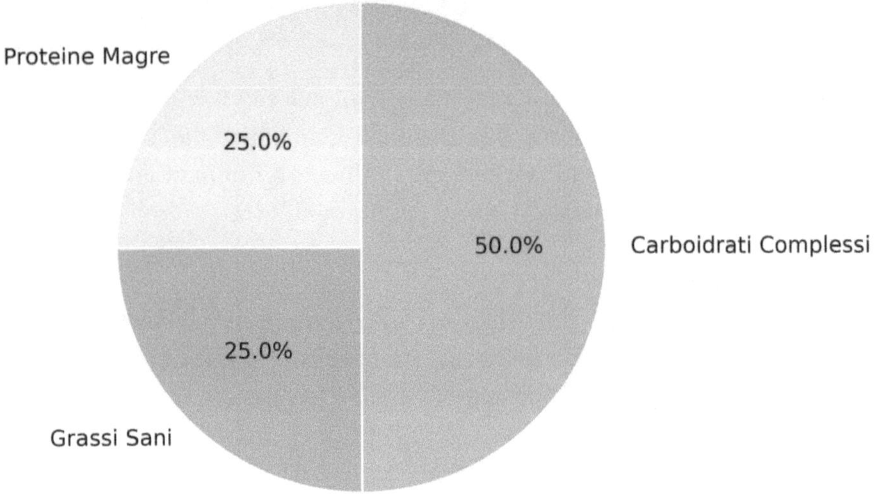

- CAR: Carboidrati Complessi (45-60%)
- FAT: Grassi Sani (25-35%)
- PRO: Proteine Magre (20-30%)

Questo grafico sottolinea l'importanza di un apporto equilibrato di macronutrienti per la gestione dei sintomi dell'ADHD. Una parte sostanziale di calorie provenienti da carboidrati complessi fornisce un rilascio di energia costante, riducendo al minimo le fluttuazioni della glicemia che possono esacerbare la disattenzione e l'iperattività. Un adeguato apporto proteico supporta la produzione di neurotrasmettitori e la funzione cognitiva. I grassi sani, in particolare gli acidi grassi omega-3, sono cruciali per la salute del cervello e per ridurre l'infiammazione. Questo equilibrio mira a ottimizzare la funzione cerebrale e a mitigare le sfide dell'ADHD.

Adattamento comportamentale

L'adattamento comportamentale rappresenta un aspetto importante nella gestione dell'ADHD. Richiede la capacità di autoregolazione, che consente di gestire in modo adattivo attenzione, emozioni, cognizione e comportamento [s89]. Le interventi basati sulla consapevolezza possono aiutare a ridurre comportamenti dannosi e promuovere l'autoregolazione. Attraverso l'addestramento alla consapevolezza, è possibile allenare la percezione consapevole di pensieri, emozioni e sensazioni corporee, senza giudicarli. Questo, a sua volta, migliora il controllo cognitivo, che è fondamentale per l'inizio e il mantenimento dei cambiamenti comportamentali, poiché regola l'attenzione e modula le reazioni emotive [s89]. Lo sviluppo della consapevolezza può aumentare la motivazione al cambiamento comportamentale, influenzando i processi di ricompensa, l'apprendimento associativo e la formazione di abitudini [s89]. Inoltre, i processi auto-riferiti, come la compassione verso se stessi, possono supportare l'autoregolazione e aumentare la motivazione per comportamenti salutari [s89]. La terapia cognitivo-comportamentale (TCC) offre un ulteriore approccio all'adattamento comportamentale. La TCC aiuta a eliminare comportamenti evitanti e orientati alla sicurezza, che impediscono l'autocorrezione di convinzioni errate, e promuove un pensiero più equilibrato per migliorare la gestione dello stress [s90]. La ricerca futura dovrebbe esaminare la durata degli effetti della TCC e l'intensità ottimale del trattamento [s90]. Metodi di trattamento più recenti, come il neurofeedback, l'addestramento cognitivo e la neuromodulazione, sono anch'essi oggetto di studio per confrontare l'efficacia di diversi approcci terapeutici per i vari sintomi dell'ADHD [s91].

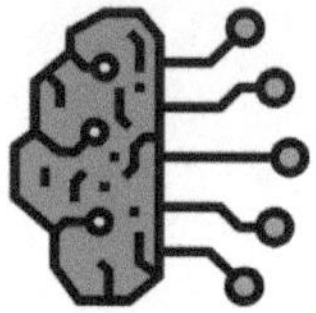

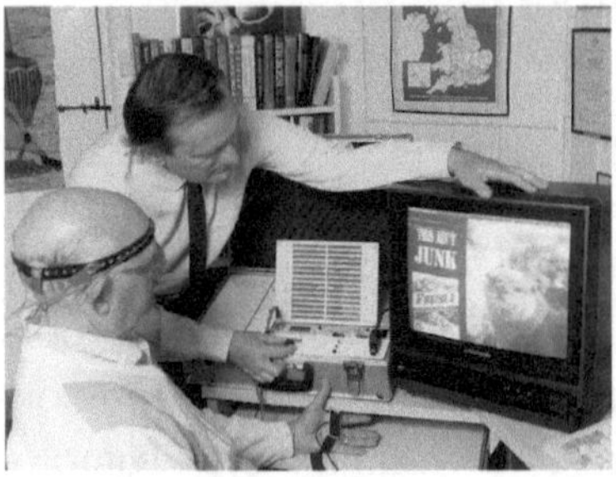

Neurofeedback [i21]

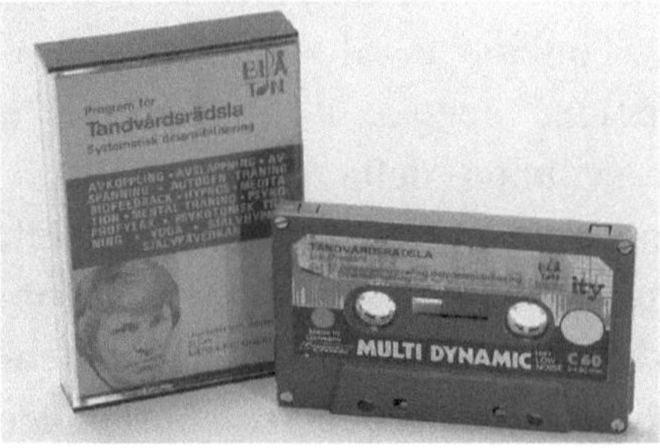

Allenamento cognitivo [i22]

Utile sapere

Controllo cognitivo

Capacità di gestire in modo mirato pensieri, attenzione e azioni. Un'ottimale fornitura di nutrienti al cervello gioca un ruolo cruciale per il controllo cognitivo e può essere migliorata attraverso un'alimentazione mirata.

Neuromodulazione

Tecniche per influenzare l'attività nervosa, ad esempio attraverso stimolazione elettrica o magnetica. In combinazione con un'alimentazione mirata alla salute del cervello, la neuromodulazione può migliorare la funzione cognitiva e il benessere mentale.

Addestramento alla consapevolezza

Esercizi per allenare la consapevolezza, che promuovono la percezione consapevole di pensieri, emozioni e sensazioni corporee. In combinazione con un'alimentazione mirata al cervello, l'addestramento alla consapevolezza può migliorare la concentrazione e le prestazioni.

Addestramento cognitivo

Esercizi mirati per migliorare le capacità cognitive come memoria, attenzione e concentrazione. Un'alimentazione equilibrata, ricca di nutrienti essenziali per il cervello, può supportare ulteriormente l'efficacia dell'addestramento cognitivo.

Effetto degli interventi

Efficacia degli interventi per l'ADHD

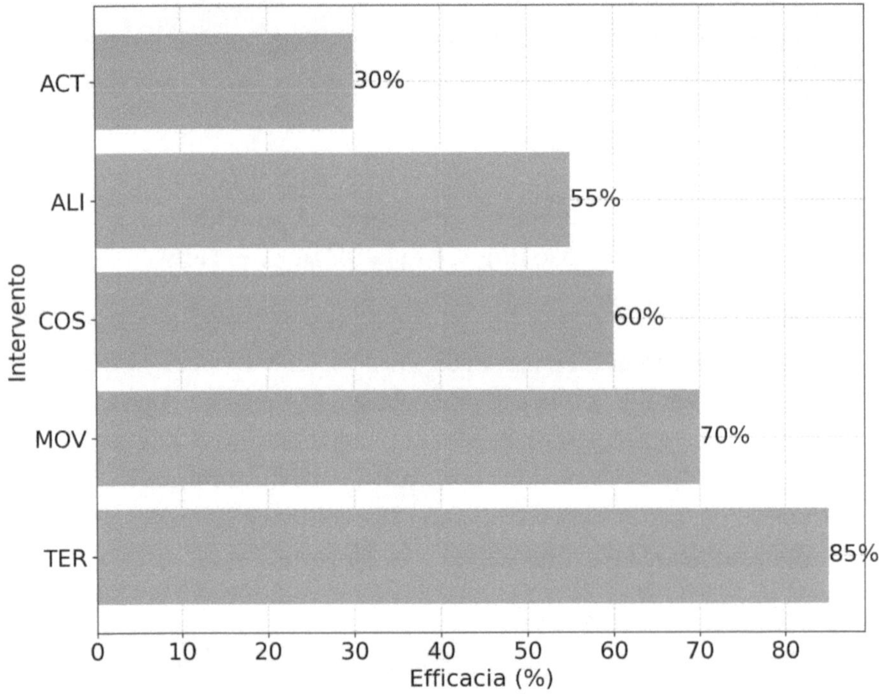

ACT: Achtsamkeit

ALI: Alimentazione

COS: Coaching

MED: Terapia farmacologica

MOV: Movimento

Il grafico a barre orizzontali visualizza l'efficacia relativa di diversi interventi nella gestione dell'ADHD. Il cambiamento nella dieta mostra il maggiore effetto, seguito dalla terapia comportamentale. Il trattamento farmacologico e l'allenamento di consapevolezza mostrano un'efficacia moderata, mentre l'esercizio fisico ha il minore impatto.

Ottimizzazione dell'ambiente

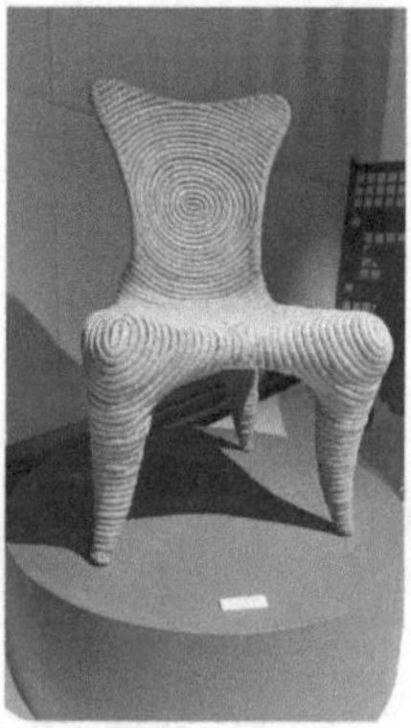

Mobili ergonomici [i23]

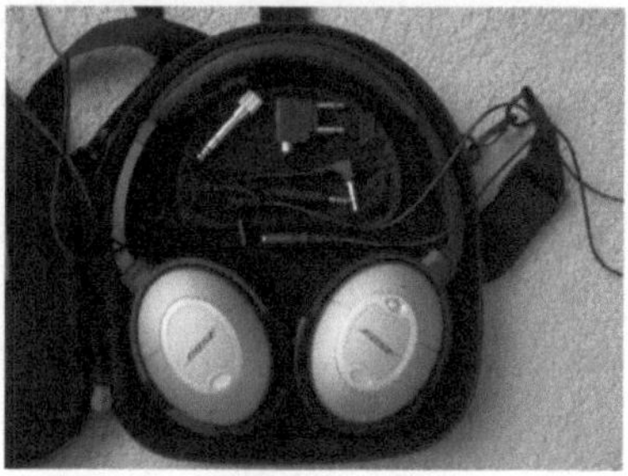

Cuffie con cancellazione del rumore [i24]

La progettazione dell'ambiente gioca un ruolo cruciale nella gestione dell'ADHD, promuovendo la concentrazione e riducendo le distrazioni. Un luogo di lavoro strutturato con un'ordinata disposizione può facilitare la focalizzazione. Ciò include sia l'organizzazione fisica – come una scrivania in ordine e la disponibilità dei materiali necessari – sia la strutturazione temporale attraverso l'istituzione di routine e l'uso di pianificatori. La minimizzazione degli stimoli visivi e acustici – come colori vivaci, rumori di fondo o decorazioni superflue – contribuisce ulteriormente a creare un'atmosfera favorevole alla concentrazione. Un ambiente tranquillo può essere creato utilizzando cuffie con cancellazione del rumore o scegliendo un luogo di lavoro con un basso livello di rumore. Anche l'illuminazione gioca un ruolo: la luce naturale è ideale, mentre la luce artificiale dovrebbe essere priva di abbagliamento e scelta con un'adeguata intensità. Mobili ergonomici – come una sedia comoda e una scrivania all'altezza giusta – possono prevenire fastidi fisici e supportare ulteriormente la concentrazione. La strutturazione della vita quotidiana attraverso routine fisse – come orari stabiliti per lavoro, pause e sonno – offre orientamento e riduce la fatica decisionale. L'uso di aiuti visivi come liste di cose da fare, calendari o timer può migliorare l'organizzazione e il gestione del tempo. Sebbene i dispositivi digitali possano essere utili, rappresentano anche una potenziale fonte di distrazione. L'uso consapevole – ad esempio disattivando le notifiche o utilizzando app per bloccare determinati siti web – può aumentare la capacità di concentrazione. Le pause sono essenziali per mantenere l'attenzione e prevenire la fatica mentale. Brevi pause regolari – circa cinque minuti ogni ora – in cui ci si muove, si allunga o si respira aria fresca, possono aumentare la produttività e il benessere. La progettazione dell'ambiente sociale è anch'essa rilevante. Una comunicazione aperta con familiari, amici e colleghi riguardo alle proprie esigenze può portare a una maggiore comprensione e supporto. A scuola o sul posto di lavoro, possono essere concordati accordi con insegnanti o superiori per consentire adattamenti individuali – come tempo aggiuntivo per i compiti o la possibilità di lavorare in un ambiente più tranquillo. La progettazione attiva dell'ambiente – fisica, temporale e sociale – contribuisce in modo significativo a gestire le sfide dell'ADHD e a migliorare la concentrazione, la produttività e il benessere generale. Un ambiente adattato alle esigenze individuali può semplificare la vita quotidiana e aiutare le persone a raggiungere il loro pieno potenziale. Ad esempio, l'uso di cartelle colorate per diverse materie scolastiche o progetti può migliorare l'organizzazione e facilitare il reperimento dei documenti. L'integrazione di queste strategie nella vita quotidiana richiede adattamenti e sforzi continui, ma può portare a un miglioramento significativo della qualità della vita a lungo termine.

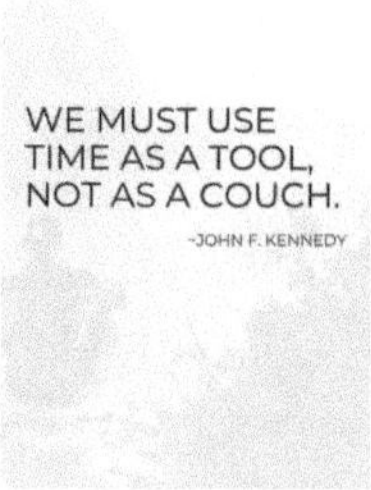

Gestione del tempo [i25]

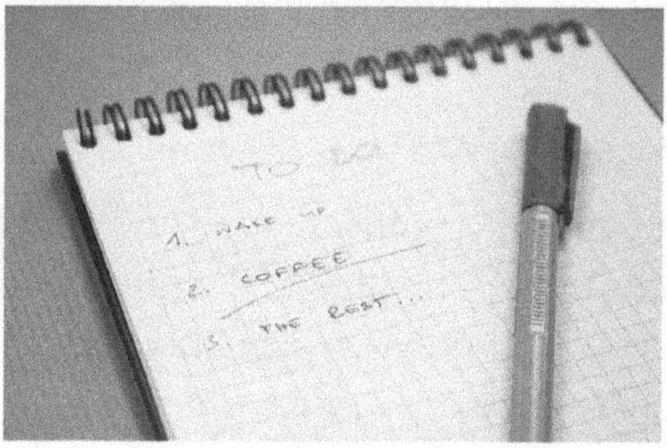

Lista delle cose da fare [i26]

Utile sapere

Aiuti visivi

Elementi visivi di supporto come liste di cose da fare, calendari o timer, che migliorano l'organizzazione e la gestione del tempo presentando le informazioni in modo chiaro e facilitando la pianificazione.

Cuffie con cancellazione del rumore

Cuffie che riducono attivamente i rumori ambientali per creare un'atmosfera di lavoro più tranquilla e così promuovere la concentrazione.

Gestione del tempo

Metodi e strategie per pianificare e organizzare efficacemente il tempo disponibile, per completare i compiti in modo efficiente e ridurre lo stress. Ciò può essere supportato dall'uso di pianificatori, liste di cose da fare e timer.

Mobili ergonomici

Mobili progettati specificamente per supportare il corpo in una postura naturale, evitando tensioni e dolori e migliorando così la concentrazione. Esempi includono scrivanie regolabili in altezza e sedie ergonomiche.

Impatto dei fattori ambientali sulla gestione dell'ADHD

Influenza dell'ambiente su concentrazione e produttività

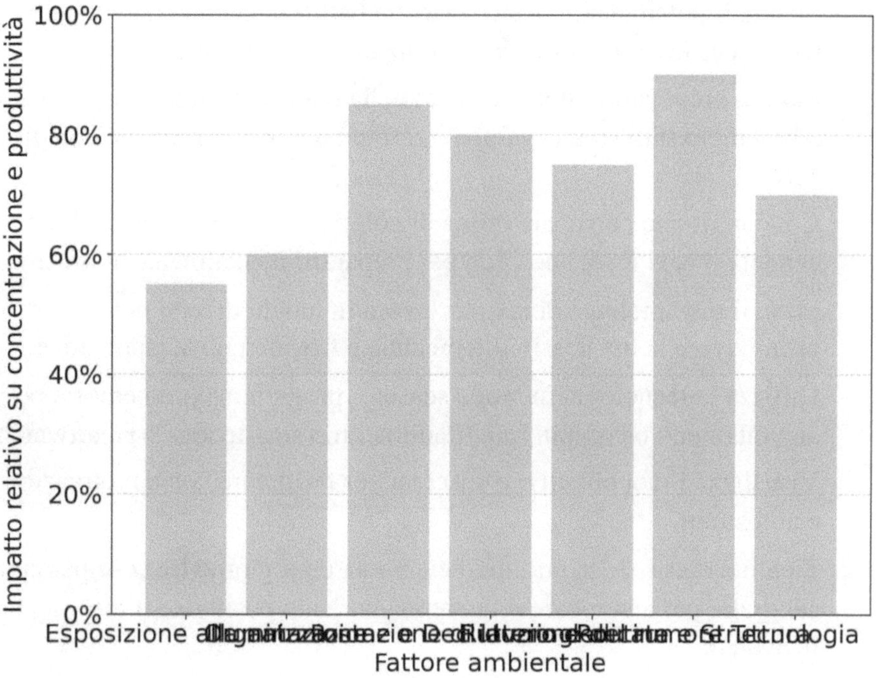

EspNat: Esposizione alla natura

OrgDec: Organizzazione e Decluttering

RidRum: Riduzione del rumore

Tecno: Tecnologia

Illum: Illuminazione

PostLav: Postazione di lavoro dedicata

RoutStr: Routine e Struttura

Questo grafico evidenzia l'impatto significativo degli adattamenti ambientali sulla gestione dell'ADHD. Un ambiente strutturato, la riduzione del disordine e delle distrazioni, insieme a livelli ottimizzati di illuminazione e suono, contribuiscono in modo dimostrabile a migliorare la concentrazione e la produttività. Sebbene le risposte individuali varino, i dati suggeriscono che la modifica ambientale proattiva può essere uno strumento prezioso per gestire i sintomi dell'ADHD e migliorare il benessere generale.

Consigli concreti

- Aumenta la tua concentrazione attraverso la consapevole percezione di profumi come limone o rosmarino durante il tuo lavoro.
- Sfrutta il potere della musica: ascolta battiti binaurali o suoni della natura per favorire la tua concentrazione e rilassamento.
- Integra brevi pause di movimento nella tua routine quotidiana, in cui ad esempio salti su una gamba o disegni un otto orizzontale con gli occhi.
- Crea un rituale personale prima di compiti concentrati: accendi una candela o bevi un tè specifico per prepararti mentalmente al lavoro.
- Varia il tuo ambiente di lavoro: lavora in luoghi diversi per promuovere la tua flessibilità mentale e trovare nuova ispirazione.
- Utilizza la tecnologia in modo sensato: programma promemoria per appuntamenti o compiti importanti nel tuo smartphone o smartwatch.
- Visualizza i tuoi obiettivi e successi per rafforzare la tua motivazione e autostima.
- Tieni un diario della gratitudine: annota ogni giorno tre cose per cui sei grato, per aumentare il tuo atteggiamento positivo e il tuo benessere.
- Allena il tuo autocontrollo in modo ludico: inserisci piccole sfide nella tua vita quotidiana, come parlare consapevolmente più lentamente o acquistare solo il necessario.
- Rifletti alla fine della giornata sui tuoi successi e sfide, per ottimizzare i tuoi processi di apprendimento e apprezzare i tuoi progressi.
- Trova un "partner di responsabilità" con cui discutere i tuoi progressi e obiettivi e motivarvi a vicenda.
- Sviluppa un sistema di ricompensa per gli obiettivi raggiunti, che ti motivi e valorizzi i tuoi successi.

Revisione - 3. Prevenzione delle malattie neurodegenerative

La prevenzione delle malattie neurodegenerative, in particolare della demenza, sta diventando sempre più centrale, poiché l'aspettativa di vita aumenta. È incoraggiante sapere che, attraverso uno stile di vita mirato, è possibile contribuire attivamente alla salute del cervello e ridurre il rischio di compromissioni cognitive. Ciò richiede un approccio olistico che consideri alimentazione, movimento, stimolazione cognitiva e interazione sociale. Invece di puntare su singoli rimedi miracolosi, è importante prestare attenzione a un'interazione sinergica di questi fattori.

Iniziate dalla vostra alimentazione. Integrare i principi della dieta mediterranea o della dieta MIND nella vostra vita quotidiana. Concentratevi sul consumo di frutta fresca, verdura, cereali integrali, legumi, noci e grassi sani come l'olio d'oliva e gli acidi grassi omega-3. Riducete contemporaneamente il consumo di alimenti trasformati, grassi saturi e zuccheri. Un cambiamento alimentare di questo tipo può essere inizialmente impegnativo. Pertanto, iniziate gradualmente, ad esempio mangiando una porzione in più di frutta o verdura ogni giorno o sostituendo le bevande zuccherate con acqua o tè non zuccherato. Assicuratevi di avere un adeguato apporto di fibre per sostenere la salute intestinale, che è strettamente legata alla funzione cerebrale.

Integrate la vostra alimentazione con attività fisiche e cognitive regolari. Trovate uno sport che vi piace, sia esso nuoto, corsa, danza o ciclismo. Anche un'attività moderata può migliorare la circolazione sanguigna nel cervello e promuovere la neuroplasticità. Stimolate ulteriormente il vostro cervello con attività mentali. Imparate una nuova lingua, suonate uno strumento o dedicatevi a giochi strategici come scacchi o sudoku. Anche la lettura, la scrittura e le attività creative mantengono il cervello in forma. Integrate queste attività nel vostro programma settimanale e ponetevi obiettivi realistici. Se, ad esempio, avete fatto poco sport finora, iniziate con brevi sessioni di allenamento e aumentate lentamente l'intensità.

Mantenete i contatti sociali e cercate regolarmente di interagire con altre persone. Impegnatevi nel volontariato, partecipate a eventi o incontrate amici e familiari. L'interazione sociale stimola il cervello, riduce lo stress e rafforza il benessere emotivo. Tutti questi fattori contribuiscono alla salute cognitiva. Siate consapevoli che l'attuazione di queste raccomandazioni richiede tempo e impegno. Può essere utile fissare piccoli obiettivi raggiungibili e documentare i progressi. In questo modo rimarrete motivati e potrete celebrare i vostri successi.

La prevenzione delle malattie neurodegenerative è una maratona, non uno sprint. Prima iniziate a condurre uno stile di vita sano, maggiore sarà il potenziale beneficio. Continuate a perseverare, anche in caso di battute d'arresto. Ogni passo nella giusta direzione è un guadagno per la salute del vostro cervello e il vostro benessere generale. Investite nel vostro futuro e godetevi gli effetti positivi di uno stile di vita sano.

4. Sonno e rigenerazione

Vi siete mai chiesti perché alcune persone si sentano in forma dopo sei ore di sonno, mentre altre si svegliano stanche anche dopo nove ore? La qualità del nostro sonno influisce in modo decisivo sulla capacità mentale, sull'equilibrio emotivo e sulla salute fisica. Le scoperte scientifiche dimostrano che i nutrienti e i comportamenti giusti possono migliorare notevolmente il nostro processo naturale di rigenerazione. Le abitudini di vita moderne pongono sfide particolari al nostro bioritmo e al recupero notturno. In questo capitolo scoprirete come ottimizzare la vostra architettura del sonno attraverso misure mirate, elevando così la vostra capacità mentale a un nuovo livello.

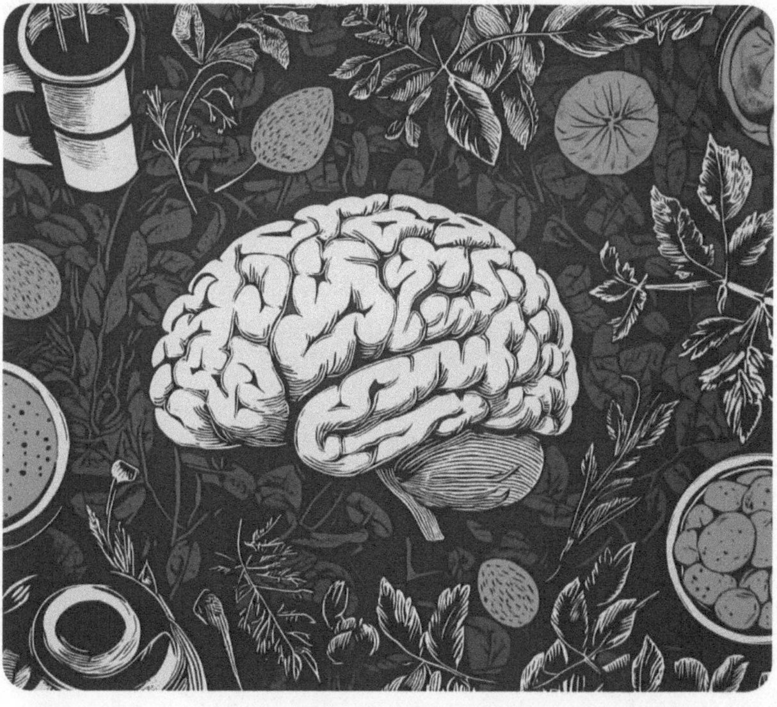

4. 1 Igiene del sonno

Il sonno è essenziale per la concentrazione, le prestazioni e la salute mentale. Un ambiente di sonno sfavorevole e la mancanza di routine serali compromettono la qualità del sonno e portano a problemi a lungo termine. Questo influisce negativamente sulle capacità cognitive e sul benessere generale. Una progettazione mirata dell'ambiente di sonno e l'istituzione di rituali serali appropriati sono fondamentali per un sonno rigenerante. In questo capitolo imparerete come ottimizzare la vostra igiene del sonno attraverso semplici adattamenti, aumentando così le vostre capacità mentali e fisiche. Scoprite ora come una migliore igiene del sonno possa offrirvi più energia e concentrazione per la giornata.

Una routine serale personalizzata con rituali rilassanti, che evita dispositivi elettronici, è la chiave per un sonno ristoratore e quindi per la capacità cognitiva e la salute mentale.

Ambiente del sonno

L'oscurità nella camera da letto favorisce la produzione di melatonina, un ormone che regola il ritmo sonno-veglia [s92]. Pertanto, è consigliabile eliminare o coprire fonti di luce disturbanti, come orologi digitali o lampioni. Anche la temperatura nella camera da letto influisce sulla qualità del sonno. Una temperatura ambiente leggermente più fresca, compresa tra 16 e 18 gradi Celsius, è spesso percepita come piacevole [s92]. L'aria fresca nella camera da letto può contribuire a un sonno ristoratore. Una ventilazione regolare prima di coricarsi garantisce un adeguato apporto di ossigeno. Oltre alla temperatura e all'oscurità, anche il rumore è rilevante. Il rumore può disturbare il sonno e portare a risvegli precoci. Per creare un ambiente di sonno tranquillo, tappi per le orecchie o un dispositivo di rumore bianco possono essere utili. È anche consigliabile evitare dispositivi elettronici prima di coricarsi, poiché la luce blu di questi dispositivi inibisce la produzione di melatonina e può influenzare negativamente il sonno [s92]. Una camera da letto tranquilla, buia e fresca supporta un sonno sano e ha un effetto positivo sulle prestazioni cognitive e sul benessere generale [s92]. Se la finestra della tua camera

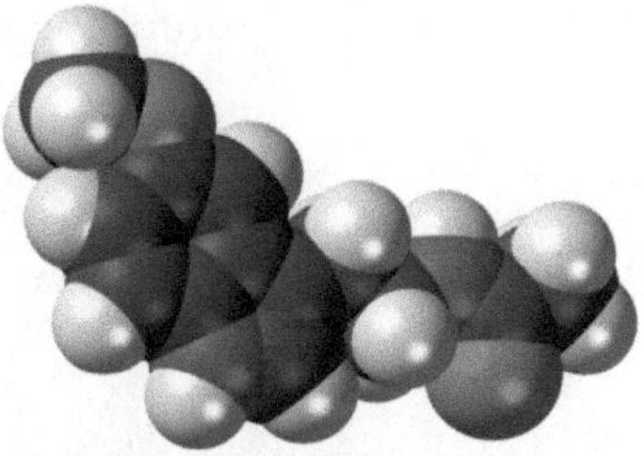

Melatonina [i27]

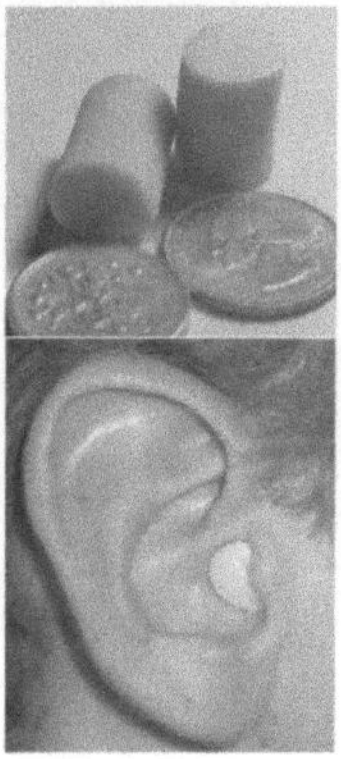

Tappi per le orecchie [i28]

da letto si affaccia sulla strada e soffri di rumore, tende spesse o finestre insonorizzate potrebbero essere una soluzione efficace. In particolare per gli studenti, che spesso soffrono di elevata pressione e stress, un ambiente di sonno ottimizzato è importante per le prestazioni accademiche e la salute mentale [s93].

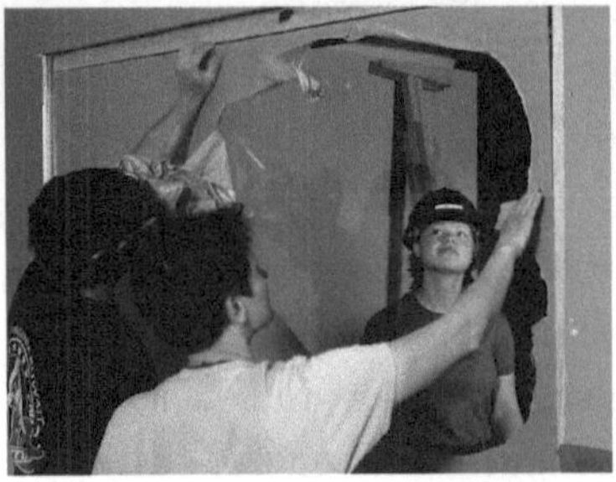

Finestre insonorizzate [i29]

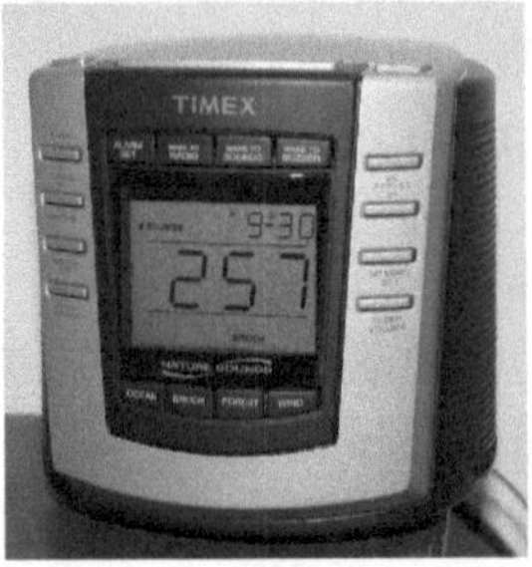

Apparecchio per rumore bianco [i30]

Utile sapere

Dispositivo di rumore bianco

Un dispositivo di rumore bianco genera un suono costante e uniforme che aiuta a mascherare i rumori disturbanti e a creare un ambiente di sonno rilassante. Può essere particolarmente utile per le persone che vivono in ambienti rumorosi o che hanno difficoltà ad addormentarsi nel silenzio. Il rumore uniforme può contribuire a migliorare la qualità del sonno e facilitare l'addormentamento.

Finestre insonorizzate

Le finestre insonorizzate sono finestre progettate appositamente per ridurre il rumore esterno e garantire un ambiente di sonno più tranquillo. Sono composte da più pannelli di vetro e guarnizioni speciali che assorbono e smorzano le onde sonore. Le finestre insonorizzate possono contribuire a migliorare la qualità del sonno e a minimizzare gli effetti negativi del rumore sulla salute.

Fattori ambientali del sonno e qualità del sonno

Impatto dei fattori ambientali del sonno sulla qualità del sonno, classificati per benessere mentale.

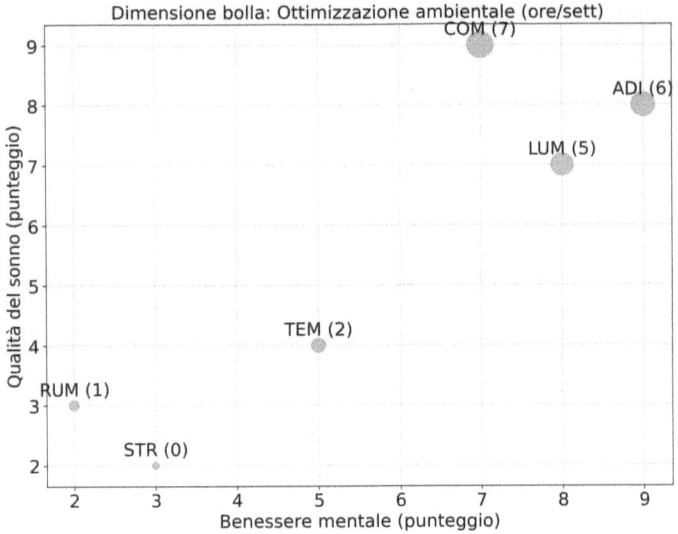

Blasengröße: Ottimizzazione amb. (Ore/Sett)

ADI: Aderenza alla routine

LUM: Controllo della luce

STR: Gestione dello stress

COM: Livello di comfort

RUM: Riduzione del rumore

TEM: Regolazione della temperatura

Il grafico indica una forte correlazione tra ambienti ottimizzati per il sonno e una migliore qualità del sonno. Le persone che investono più tempo nella creazione di un ambiente favorevole al sonno, come la riduzione del rumore e della luce, generalmente riportano punteggi più alti sulla qualità del sonno. Coloro che hanno punteggi di benessere mentale più bassi sembrano trarre notevoli benefici dai miglioramenti nel loro ambiente di sonno. Ciò suggerisce che affrontare l'igiene del sonno come parte di un approccio olistico alla salute mentale potrebbe essere benefico.

Routine serali

Routine serali regolari contribuiscono in modo significativo a migliorare la qualità del sonno [s94]. Un ritmo del sonno costante, ovvero andare a letto e svegliarsi circa alla stessa ora ogni giorno, sincronizza l'orologio interno e promuove così il naturale ciclo sonno-veglia. Invece di cadere direttamente dalla scrivania a letto, una fase di rilassamento la sera può facilitare la transizione al sonno. Tecniche di rilassamento come il training autogeno, la meditazione o il rilassamento muscolare progressivo possono aiutare a ridurre lo stress e preparare il corpo alla fase di riposo. Anche un bagno caldo, la lettura di un libro (stampato, non digitale) o l'ascolto di musica rilassante possono avere un effetto calmante. È importante rinunciare ai dispositivi elettronici nelle ultime ore prima di andare a letto, poiché la luce blu inibisce la produzione di melatonina [s94]. Ad esempio, si potrebbero spegnere tutti gli schermi due ore prima di coricarsi e dedicarsi invece a un hobby rilassante per calmare la mente e preparare il corpo al sonno. La progettazione della routine serale dovrebbe essere adattata alle proprie esigenze e preferenze. Scoprite quali attività vi aiutano a disconnettervi e a rilassarvi. Integrate queste nella vostra routine serale quotidiana e adattatele se necessario. Una sequenza fissa la sera segnala al corpo che è tempo di dormire e supporta così un sonno ristoratore.

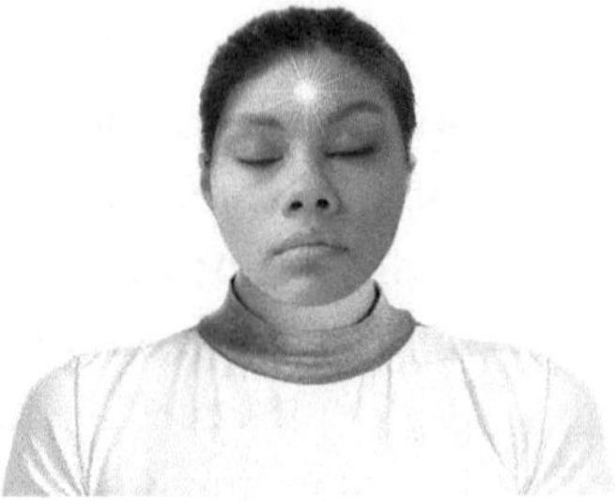

Meditazione [i31]

Utile sapere

Ciclo sonno-veglia

Il ritmo naturale del sonno e della veglia, controllato dall'orologio interno. Un ciclo sonno-veglia regolare è importante per la salute fisica e mentale.

Rilassamento muscolare progressivo

Una tecnica di rilassamento in cui si raggiunge uno stato di profondo rilassamento attraverso la contrazione e il rilascio consapevole di diversi gruppi muscolari. Questo può aiutare a sciogliere le tensioni fisiche e favorire il sonno.

Melatonina

Un ormone che regola il ritmo sonno-veglia. La produzione di melatonina è stimolata dall'oscurità e inibita dalla luce. Una produzione adeguata di melatonina è importante per un sonno sano.

Influenza delle routine serali

Effetto delle routine sulla qualità del sonno.

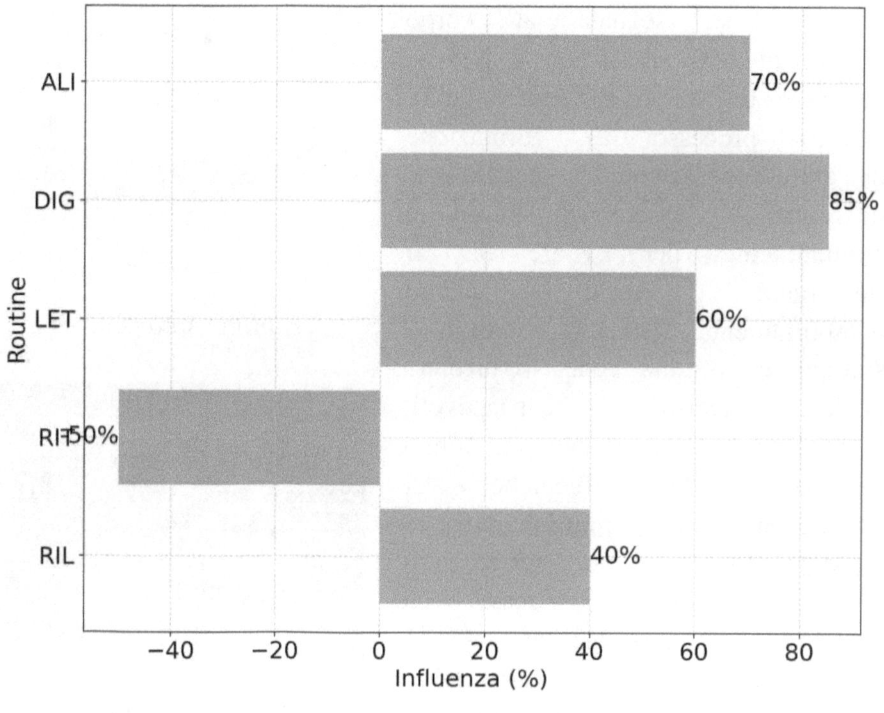

ALI: Alimentazione

DIG: Dispositivi digitali

LET: Lettura

RIL: Rilassamento

RIT: Ritmo sonno

Il diagramma a barre orizzontali illustra l'influenza positiva di diverse routine serali sulla qualità del sonno. Le tecniche di rilassamento mostrano il maggiore effetto, seguite da un ritmo del sonno regolare. I dispositivi digitali prima di coricarsi, d'altra parte, hanno un impatto negativo.

Rituali di rilassamento

I rituali di rilassamento sono preziosi per preparare corpo e mente al riposo notturno. Una routine fissa segnala al corpo l'imminente ora di andare a letto e favorisce un sonno ristoratore [s95]. Questo processo di formazione dell'abitudine richiede tempo e dovrebbe essere introdotto gradualmente, per evitare di far riemergere vecchi schemi comportamentali [s95]. L'obiettivo è sviluppare routine che richiedano poche decisioni consapevoli, facilitando così il rispetto a lungo termine [s95]. Tecniche di rilassamento come training autogeno o rilassamento muscolare progressivo aiutano a ridurre lo stress e a sciogliere la muscolatura. Anche attività calmanti come un bagno caldo o la lettura di un libro cartaceo possono facilitare la transizione al sonno. Una luce soffusa la sera supporta ulteriormente questo processo [s96]. Evitare pasti abbondanti e bevande contenenti caffeina poco prima di andare a letto [s96]. Se dopo mezz'ora non siete ancora addormentati, lasciate la camera da letto e dedicatevi a un'attività rilassante in un'altra stanza [s97]. Tornate solo quando vi sentite stanchi [s96]. L'integrazione di rituali di rilassamento nella routine serale migliora in modo duraturo la qualità del sonno e contribuisce a un benessere generale migliorato. Una gestione consapevole delle ore

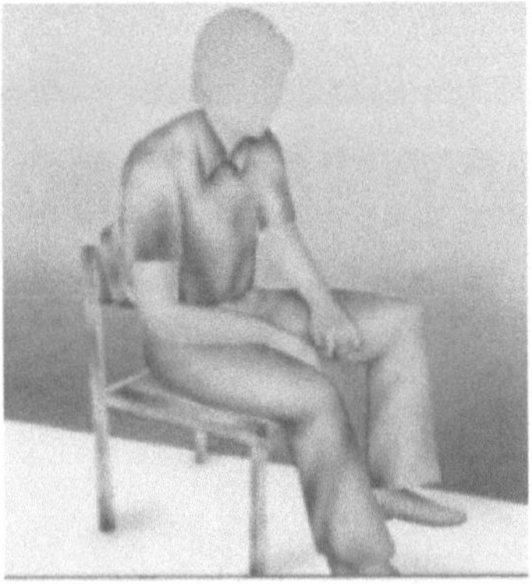

Training Autogeno [i32]

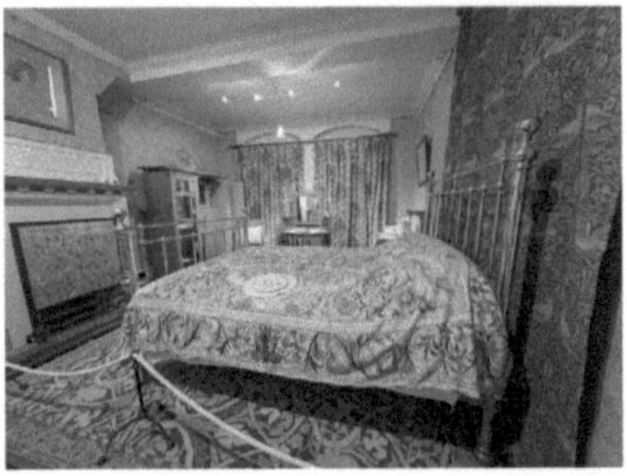

Camera da letto [i33]

serali con attività scelte individualmente, che promuovono calma e rilassamento, è la chiave per un sonno ristoratore. Un esempio sarebbe dedicarsi alla meditazione invece di utilizzare dispositivi elettronici la sera.

Utile sapere

Caffeina

La caffeina è uno stimolante che aumenta l'attività cerebrale e può disturbare il sonno. Il consumo di bevande contenenti caffeina la sera può portare a problemi di addormentamento e a un sonno meno ristoratore. La caffeina può anche inibire la produzione di melatonina, un ormone che favorisce il sonno.

Rilassamento muscolare progressivo

Il rilassamento muscolare progressivo è una tecnica di rilassamento in cui si raggiunge uno stato di profondo rilassamento attraverso la contrazione e il rilascio consapevole di diversi gruppi muscolari. Questa metodologia può aiutare a sciogliere le tensioni muscolari, spesso causate dallo stress, che possono influenzare negativamente il sonno. Il miglioramento della consapevolezza corporea attraverso questa tecnica può anche influenzare positivamente la qualità del sonno.

Training autogeno

Il training autogeno è una tecnica di rilassamento in cui si raggiunge il rilassamento fisico e mentale attraverso l'autosuggestione mirata. La pratica regolare del training autogeno può aiutare a ridurre lo stress e migliorare la qualità del sonno, influenzando positivamente il sistema nervoso autonomo.

Distribuzione del rituale di rilassamento

Ripartizione dei rituali di rilassamento pre-sonno.

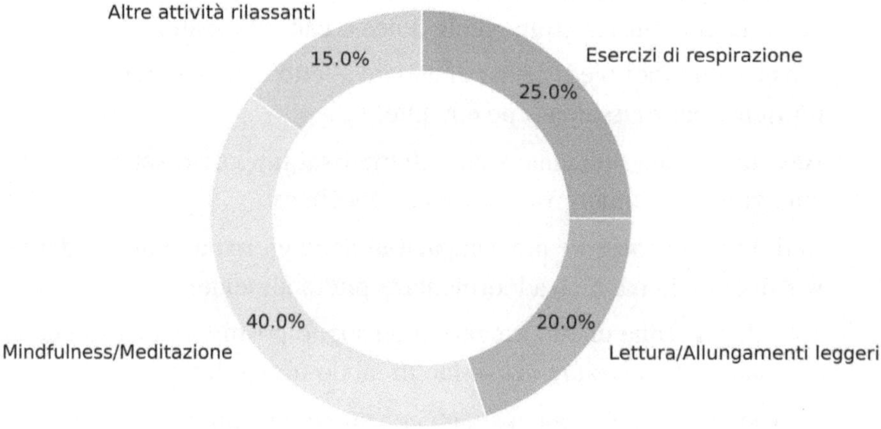

AAR: Altre attività rilassanti

ERE: Esercizi di respirazione

LL: Lettura/Allungamenti leggeri

MM: Mindfulness/Meditazione

La visualizzazione evidenzia l'importanza relativa delle diverse tecniche di rilassamento per una migliore igiene del sonno. Una parte significativa è dedicata alle pratiche di consapevolezza, suggerendo il loro ruolo cruciale nel calmare la mente prima di dormire. Mentre altre attività come la lettura e gli allungamenti leggeri contribuiscono al rilassamento, le loro proporzioni minori indicano che potrebbero essere scelte supplementari o personalizzate. Concentrarsi sulle pratiche di consapevolezza e sugli esercizi di respirazione sembra essere l'approccio più efficace per migliorare la qualità del sonno all'interno di una routine di rilassamento olistico.

Consigli concreti

- Rendi la tua camera da letto un luogo personale di riposo: procurati cuscini e coperte comode in materiali naturali.
- Sviluppa un rituale per addormentarti con profumi: utilizza oli essenziali come lavanda o vaniglia in un bruciaessenze o come spray per ambienti.
- Crea una playlist di musica per il sonno personalizzata con suoni della natura, musica strumentale dolce o canti rilassanti.
- Massaggia i tuoi piedi prima di andare a letto con una crema nutriente per rilassare corpo e mente.
- Bevi una tisana rilassante a base di melissa, luppolo o valeriana – fai attenzione a scegliere varianti senza zucchero.
- Scrivi i tuoi pensieri e preoccupazioni della giornata in un quaderno per liberare la mente e addormentarti più facilmente.
- Visualizza prima di addormentarti un sogno positivo o una situazione rilassante per scivolare nel sonno in modo tranquillo e sereno.
- Imposta una sveglia che ti svegli con suoni delicati della natura o musica soft, invece di un suono stridente.
- Inizia la giornata con un breve programma di stretching o leggeri esercizi di yoga per attivare il corpo e allontanare la sonnolenza.
- Apri subito le finestre dopo esserti svegliato e lascia entrare luce e aria fresca nella tua camera da letto.
- Goditi i primi minuti della giornata in calma e silenzio, prima di dedicarti alla vita quotidiana.
- Rifletti regolarmente sulla qualità del tuo sonno e adatta la tua igiene del sonno se necessario, per ottimizzare continuamente il tuo riposo.
- Considera il sonno come un investimento nella tua salute e nel tuo benessere e dedicagli l'attenzione che merita.

4. 2 Fasi di rigenerazione

Le fasi di rigenerazione sono essenziali per la performance fisica e mentale. Contrastano l'esaurimento e favoriscono la concentrazione, la memoria e il benessere. Tuttavia, abitudini di vita sfavorevoli e la costante reperibilità rendono difficile una rigenerazione efficace. Scoprite come ottimizzare la vostra rigenerazione e rafforzare in modo sostenibile le vostre riserve energetiche.

La rigenerazione non è un lusso, ma una necessità per una sostenibile capacità di prestazione e benessere.

Ritmo circadiano

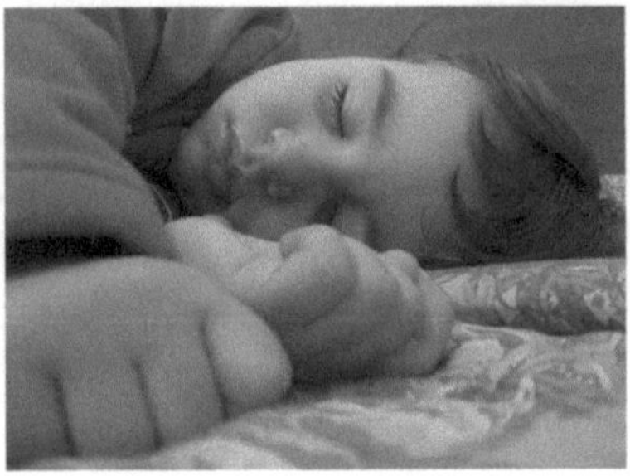

Movimento oculare non rapido [i34]

Il nostro ritmo circadiano, controllato dall'orologio interno, segue un ciclo di 24 ore e influisce su numerose funzioni corporee. Questo ciclo, noto anche come ritmo circadiano, si basa sul naturale alternarsi di luce e oscurità [s98]. Routine regolari aiutano a sincronizzare questo ritmo con le stagioni e i giorni, contribuendo così alla salute [s98]. Il sonno è una parte importante di questo ritmo ed è essenziale per la rigenerazione del cervello. Esso consiste in due fasi: REM (Movimento Oculare Rapido) e NREM (Movimento Oculare Non Rapido) [s99]. Durante le fasi NREM più lunghe avvengono processi importanti come la consolidazione della memoria e la rigenerazione [s99]. Gli adulti trascorrono circa il 75-80% del loro tempo di sonno nella fase NREM, attraversando quattro o cinque cicli e necessitando di circa 7-8 ore di sonno al giorno [s99]. La mancanza cronica di sonno disturba il ritmo circadiano e può portare a problemi di salute come obesità o malattie cardiovascolari [s98]. Oltre a un sonno sufficiente, anche la qualità del sonno è importante, influenzata da fattori come alimentazione, esercizio fisico e igiene del sonno [s99]. Ad esempio, rinunciare ad alcol e caffeina prima di andare a letto può migliorare la qualità del sonno [s99]. Anche l'alimentazione può influenzare il ritmo circadiano. intermittierendes_fasten_if influisce sul metabolismo e può influenzare positivamente la ritmicità circadiana, aumentando la sensibilità all'insulina [s100]. Le diverse varianti di IF attivano un "interruttore metabolico" e possono aiutare a ripristinare il

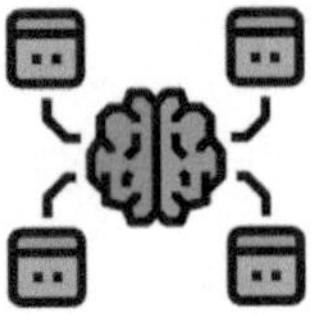

ritmo quando gli oscillatori centrali e periferici non sono sincronizzati [s100].

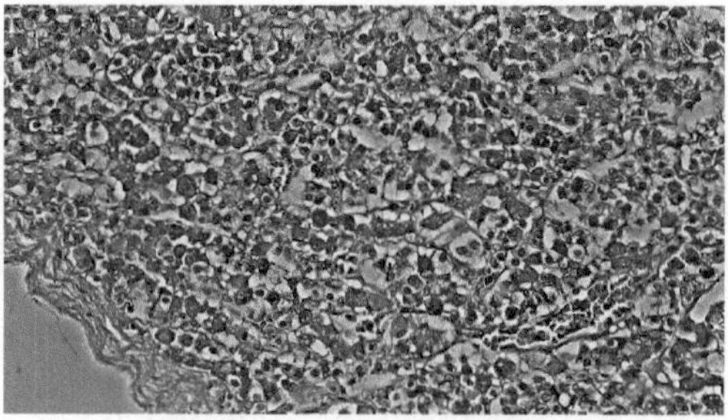

Ritmo circadiano [i35]

Utile sapere

Interruttore metabolico

L'"interruttore metabolico" attivato dal IF può aumentare la combustione dei grassi e stimolare la produzione di corpi chetonici, che possono servire al cervello come fonte alternativa di energia e supportare i processi di rigenerazione.

Oscillatori

Gli oscillatori centrali e periferici controllano il ritmo circadiano nel corpo. Una sincronizzazione di questi oscillatori è importante per un sano ciclo sonno-veglia e per la rigenerazione ottimale del cervello.

Ritmo circadiano

Il ritmo circadiano influisce sulla produzione di ormoni, sulla temperatura corporea e sulle funzioni cognitive. Un ritmo stabile promuove la rigenerazione notturna del cervello e migliora le prestazioni mentali durante il giorno.

Sensibilità all'insulina

Una maggiore sensibilità all'insulina promuove l'assorbimento del glucosio nel cervello, supportando così il suo apporto energetico e le funzioni cognitive. Questo è importante per la rigenerazione del cervello dopo fasi di alta pressione.

Prestazioni cognitive durante il giorno

Illustra la fluttuazione delle prestazioni cognitive durante una giornata tipo.

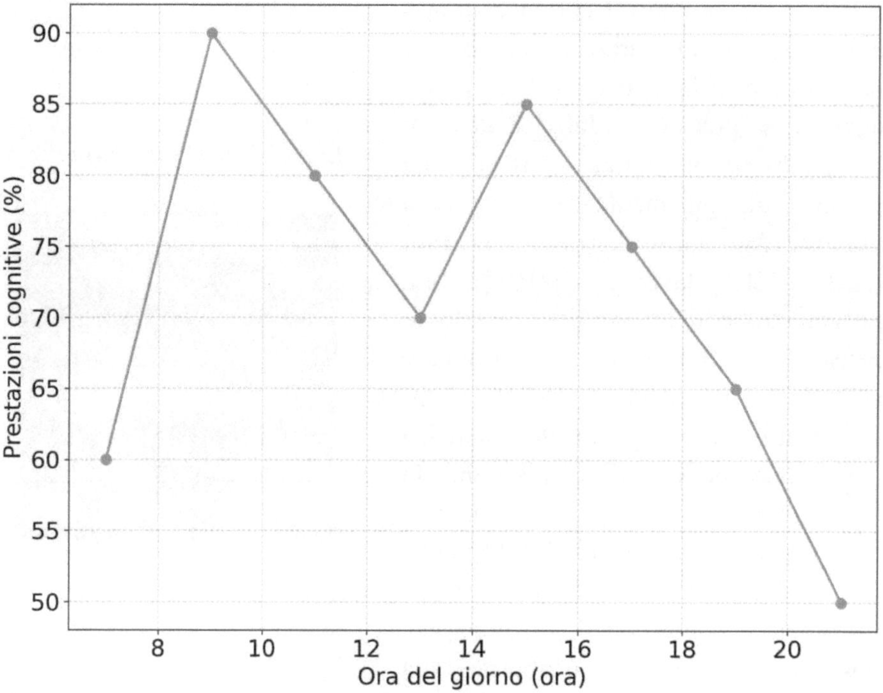

Questo grafico mostra il naturale flusso e riflusso delle funzioni cognitive. Le prestazioni raggiungono il picco a metà mattina, seguito da un leggero calo dopo pranzo. Un secondo picco, più piccolo, si verifica nel tardo pomeriggio prima di diminuire gradualmente la sera. Queste variazioni evidenziano l'importanza di allineare le attività impegnative con i periodi di picco delle prestazioni e di incorporare pause per una produttività ottimale e un benessere mentale.

Pause di recupero

Le pause di recupero servono alla rigenerazione e promuovono sia il benessere che le prestazioni. [s101] [s102] Interrompono il carico continuo e consentono al corpo di recuperare dalle richieste lavorative. [s101] Pause aggiuntive possono ridurre i disturbi muscolari e la fatica. [s101] Una pausa strategicamente programmata può ritardare l'insorgenza di infortuni legati al lavoro. [s101] La progettazione delle attività durante le pause influisce notevolmente sull'effetto rigenerativo. [s101] [s103] Pause attive con leggera attività fisica aumentano la vitalità e riducono la fatica in modo più efficace rispetto a fasi di riposo passive. [s103] Tecniche di rilassamento, come brevi meditazioni o esercizi di respirazione, possono anch'esse contribuire alla rigenerazione, mostrando però spesso i loro effetti con un certo ritardo. [s103] L'importanza delle pause di recupero si manifesta in particolare in professioni stressanti come l'assistenza o tra gli acrobati professionisti. [s104] [s105] Negli acrobati, il tasso di infortuni aumenta dopo pause prolungate, evidenziando la necessità di fasi di rigenerazione regolari per affrontare l'elevato carico fisico. [s104] Anche per gli operatori sanitari, brevi pause possono ridurre la fatica acuta, sebbene la durata e la frequenza ottimali necessitino di ulteriori ricerche. [s105] In generale, si può affermare che pause regolari

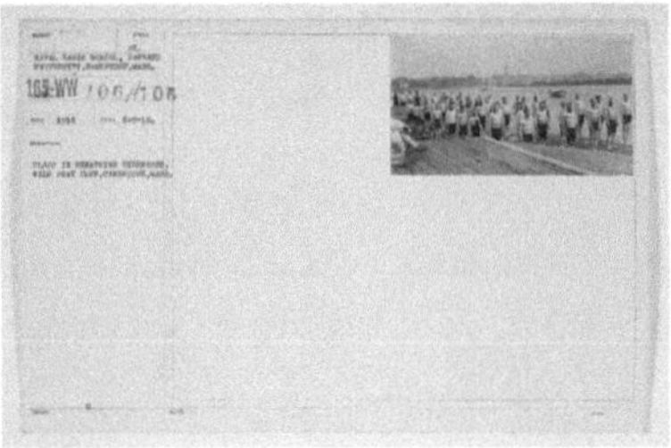

Esercizi di respirazione [i36]

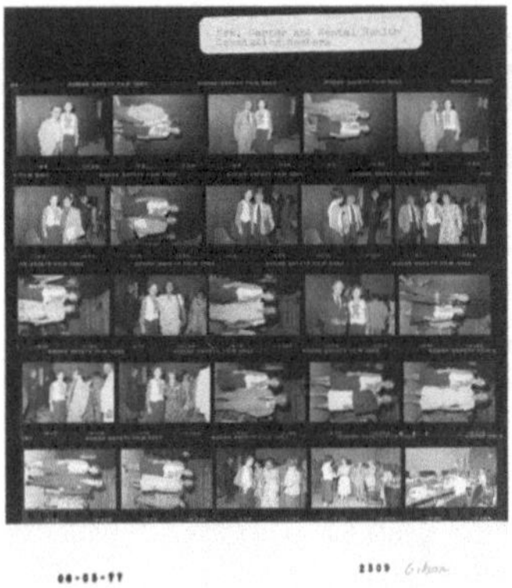

Digitalizzazione [i37]

durante l'orario di lavoro favoriscono il ripristino delle risorse psicologiche e fisiche, riducendo l'accumulo di carico di lavoro e fatica. [s102] Pause non programmate contribuiscono anch'esse al cosiddetto recupero interno e possono influenzare positivamente la motivazione e le prestazioni lavorative. [s102] Nel contesto dell'allenamento sportivo, gli intervalli di riposo tra le serie di esercizi influenzano sia le reazioni acute del corpo che i processi di adattamento a lungo termine. [s106] Per la costruzione muscolare, una combinazione di intensità di carico moderate e pause brevi di 30-60 secondi si è dimostrata efficace, poiché porta a un aumento del livello di ormone della crescita. [s106] Pause brevi di 20 secondi fino a un minuto favoriscono velocità di ripetizione più elevate e una maggiore prestazione complessiva in azioni muscolari submassimali. [s106] Un impiegato d'ufficio potrebbe quindi fare una pausa di cinque minuti dopo 30 minuti di lavoro concentrato al computer, durante la quale esegue leggeri esercizi di stretching o fa una breve passeggiata per mantenere la sua concentrazione e prestazioni. Tuttavia, la crescente digitalizzazione e la conseguente disponibilità costante rendono sempre più difficile separare lavoro e recupero. [s102] L'uso di tecnologie al di fuori dell'orario di lavoro riduce il tempo di recupero effettivo e può portare a problemi di salute cronici. [s102] Pertanto, è consigliabile pianificare consapevolmente periodi senza tecnologia per concedere al cervello il riposo necessario e proteggere la propria salute a lungo termine.

Utile sapere

Digitalizzazione

La crescente digitalizzazione e la costante disponibilità di informazioni e comunicazione possono compromettere la capacità di staccarsi dal lavoro e utilizzare efficacemente le fasi di recupero. Ciò può portare a stress e disturbi del sonno, ostacolando la rigenerazione mentale.

Esercizi di respirazione

Gli esercizi di respirazione sono tecniche che promuovono il controllo consapevole della respirazione. Possono aiutare a rilassare il corpo, ridurre lo stress e migliorare l'apporto di ossigeno al cervello, supportando così la rigenerazione mentale.

Ormone della crescita

L'ormone della crescita è un ormone che promuove la crescita cellulare e la rigenerazione cellulare. Un adeguato riposo e recupero sono importanti per la produzione naturale di ormone della crescita, supportando così la rigenerazione fisica e mentale.

Meditazione

La meditazione è una pratica che mira a calmare e focalizzare la mente. La meditazione regolare può aiutare a ridurre lo stress, migliorare la concentrazione e aumentare il benessere emotivo, contribuendo così a una migliore rigenerazione mentale.

Distribuzione delle Pause per una Salute Mentale Ottimale

Distribuzione ideale dei tipi di pausa per il cervello durante il giorno.

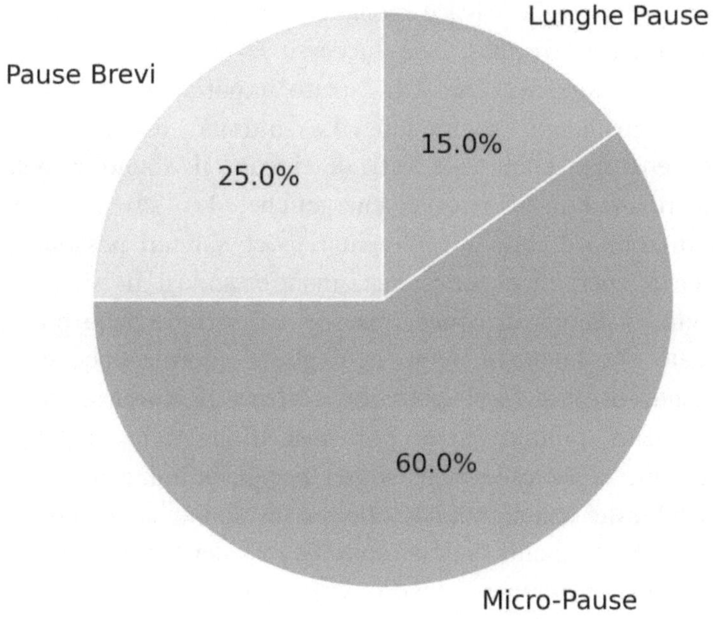

- BRE: Pause Brevi (10-15 min)
- LUN: Pause Lunghe (30+ min)
- MIC: Micro-Pause (1-5 min)

I dati suggeriscono che pause brevi e frequenti sono cruciali, costituendo la maggior parte del tempo di recupero. Mentre le pause più lunghe sono meno frequenti, sono comunque essenziali per un più profondo ripristino cognitivo e la riduzione dello stress. Questo equilibrio promuove una concentrazione sostenuta e il benessere mentale generale.

Gestione dell'energia

La gestione dell'energia riguarda il controllo consapevole e la distribuzione delle risorse personali per ottimizzare sia le prestazioni che il benessere. Non si tratta solo dell'apporto energetico attraverso il cibo, ma anche dell'uso efficiente e del recupero dell'energia fisica e mentale. Una gestione dell'energia ben funzionante aiuta a affrontare con successo le fasi di alta richiesta e a rimanere sani a lungo termine. Un aspetto importante è l'equilibrio tra consumo e guadagno energetico. Le attività fisiche e mentali consumano energia, mentre le fasi di riposo, il sonno e una dieta equilibrata ricaricano le riserve energetiche. Lo stress cronico, la mancanza di sonno e abitudini alimentari poco salutari possono portare a una carenza energetica persistente, manifestandosi in sintomi come affaticamento, difficoltà di concentrazione e riduzione delle prestazioni. Un impiegato che lavora a lungo ogni giorno, dorme poco e si nutre principalmente di fast food potrebbe soffrire di carenza energetica, risultando meno produttivo e più suscettibile alle malattie. Per contrastare ciò, sono essenziali strategie per ottimizzare il bilancio energetico. Queste comprendono, oltre a un sonno adeguato e a una dieta sana, anche la pianificazione consapevole dei tempi di lavoro e di riposo. Brevi pause durante il lavoro, come passeggiate brevi o esercizi di stretching, possono favorire la concentrazione e le prestazioni. Anche tecniche di rilassamento come la meditazione o esercizi di respirazione contribuiscono al recupero e aiutano a ridurre lo stress. La strutturazione del posto di lavoro, ad esempio riducendo le distrazioni, può anche promuovere la concentrazione e ottimizzare il consumo energetico. Un altro fattore importante nella gestione dell'energia è l'identificazione e l'evitamento dei consumatori di energia. Questi includono, oltre a stili di vita poco salutari, anche determinati schemi comportamentali, come il perfezionismo o la procrastinazione di compiti sgradevoli. La riflessione consapevole sul proprio comportamento e la definizione di priorità possono aiutare a identificare ed eliminare i consumatori di energia. Un esempio sarebbe, invece di perdersi in dettagli irrilevanti, concentrarsi sui compiti essenziali e affrontarli in modo coerente. L'integrazione del movimento nella vita quotidiana gioca anch'essa un ruolo decisivo nella gestione dell'energia. L'attività fisica regolare, che si tratti di sport, passeggiate o ciclismo, non solo aumenta la forma fisica, ma anche l'energia mentale e il benessere generale. Lo sport favorisce la circolazione sanguigna, migliora l'apporto di ossigeno al cervello e contribuisce al rilascio di endorphinen, che hanno un effetto positivo sull'umore. Anche un movimento leggero nella vita quotidiana, come salire le scale invece di usare l'ascensore, può avere un effetto positivo sul bilancio energetico. Oltre al movimento fisico, anche il recupero mentale è di grande importanza. Il cervello ha bisogno di fasi di riposo regolari per elaborare le informazioni e ricaricare le energie. Tecniche come esercizi di consapevolezza o la disconnessione consapevole dai dispositivi digitali possono contribuire a promuovere il recupero mentale e ridurre lo stress. Anche gli hobby e i contatti sociali giocano un ruolo importante nella gestione dell'energia, poiché offrono varietà dalla routine quotidiana e promuovono emozioni positive. In sintesi, la gestione dell'energia è un complesso intreccio di vari fattori che riguardano sia il corpo che la mente. Attraverso il controllo consapevole del consumo e del guadagno energetico, l'evitamento dei consumatori di energia e l'integrazione di misure rigenerative nella vita quotidiana, è possibile aumentare la propria capacità di prestazione e migliorare il benessere in modo sostenibile. Una gestione dell'energia ben funzionante è quindi una chiave importante per una vita sana e di successo. Un uso consapevole delle proprie risorse consente di organizzare la vita quotidiana in modo efficace e di mantenere la salute a lungo termine. Prestando attenzione ai segnali del corpo e recuperando in tempo, si previene una carenza energetica e si possono affrontare con successo le sfide della vita moderna.

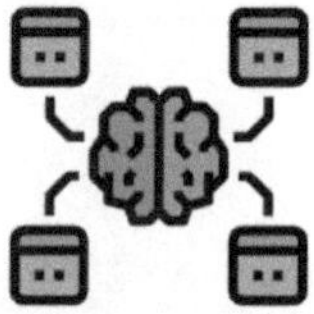

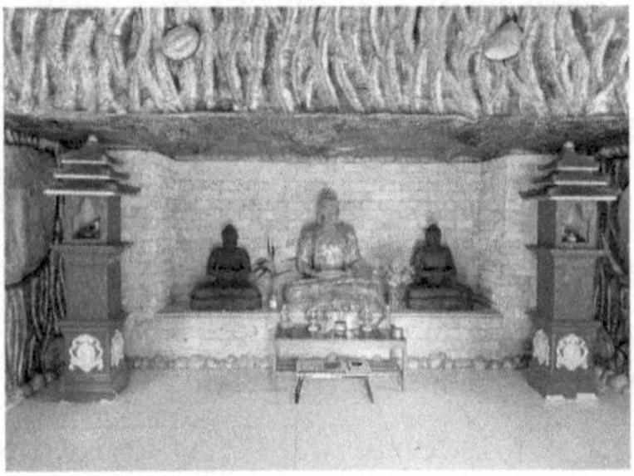

Esercizi di mindfulness [i38]

Gestione e rigenerazione dell'energia cerebrale

Impatto delle diverse attività sui livelli di energia mentale

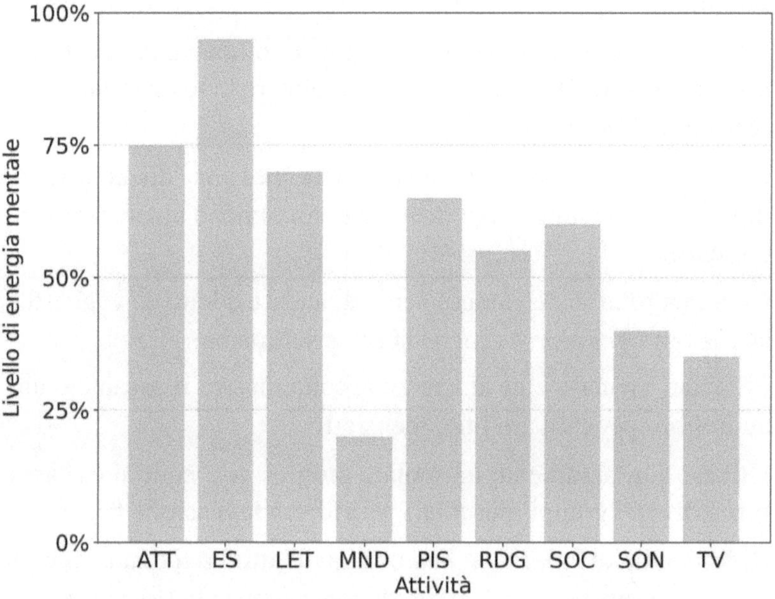

ATT: Attività fisica (30 min)

ES: Esercizio (30 min)

LET: Lettura (30 min)

MND: Mindfulness (15 min)

PIS: Pistoncino (20 min)

RDG: Leggere (30 min)

SOC: Socializzazione (30 min)

SON: Sonno (7 ore)

TV: Guardare la TV (30 min)

Questo grafico evidenzia il diverso impatto delle diverse attività sulla rigenerazione dell'energia mentale. Il lavoro focalizzato esaurisce l'energia in modo significativo, sottolineando l'importanza delle pause programmate. Le tecniche di rilassamento attivo come l'esercizio e la mindfulness si dimostrano più efficaci per il recupero energetico rispetto alle attività passive come guardare la TV. Il sonno è fondamentale per un sostanziale recupero energetico, mentre il multitasking ostacola il recupero. Dare priorità alle attività che promuovono la rigenerazione dell'energia è essenziale per una funzione cognitiva ottimale e per il benessere mentale.

Consigli concreti

- Modifica il tuo ambiente di sonno: sperimenta con diverse temperature della stanza, indumenti da notte in fibre naturali o tende oscuranti.
- Integra i "power nap" nella tua routine quotidiana: concediti brevi fasi di sonno di 20-30 minuti per aumentare la tua energia e concentrazione.
- Utilizza il tempo prima di andare a letto per una "disintossicazione digitale": evita la luce blu degli schermi almeno un'ora prima di coricarti.
- Crea una routine del sonno: cerca di andare a letto e svegliarti alla stessa ora ogni giorno, anche nei fine settimana.
- Preparati mentalmente al sonno: ascolta musica rilassante o un audiolibro per calmare i tuoi pensieri.
- Utilizza il rilassamento muscolare progressivo: contrai e rilassa a turno diversi gruppi muscolari per ridurre la tensione fisica.
- Rifletti sulla tua giornata: analizza quali attività ti danno energia e quali te la rubano, per adattare di conseguenza la tua routine.
- Tieni un diario del sonno: annota gli influssi sul tuo sonno, come alimentazione, sport o stress, per riconoscere dei modelli.
- Rendi attive le tue fasi di recupero: trascorri del tempo nella natura, fai sport leggero o incontra amici.
- Impara a interpretare i segnali del tuo corpo: presta attenzione ai segnali di stanchezza e concediti riposo in tempo, prima di essere completamente esausto.
- Crea isole di tranquillità nella tua giornata: integra brevi pause in cui non fai nulla e lasci vagare i tuoi pensieri.
- Varia le tue metodologie di recupero: alterna fasi di recupero attivo e passivo per soddisfare diverse esigenze.

4. 3 Riduzione dello stress

Lo stress persistente compromette le prestazioni cognitive e il benessere mentale. Disturba l'equilibrio ormonale, riduce la capacità di concentrazione e le prestazioni mnemoniche, aumentando il rischio di burnout e depressione. Pertanto, una riduzione efficace dello stress è essenziale per una funzione cerebrale ottimale e per le prestazioni. Attività di compensazione, definizione consapevole dei confini e tecniche rigenerative offrono molteplici opportunità per affrontare lo stress e rafforzare la salute mentale. Influenzano i livelli di cortisolo, promuovono la plasticità neuronale e proteggono dall'eccesso di carico. Scoprite di seguito come aumentare la vostra resilienza allo stress e ottimizzare in modo sostenibile le vostre capacità cognitive attraverso strategie mirate.

Attività equilibranti, come lo sport e le tecniche di rilassamento, non solo favoriscono la riduzione dello stress e la salute mentale, ma migliorano anche le capacità cognitive, in particolare attraverso la promozione della neurogenesi e della plasticità neuronale.

Attività compensative

Le attività compensative contribuiscono alla riduzione dello stress e promuovono la salute mentale, aiutando il corpo a riprendersi dagli effetti degli ormoni dello stress come il cortisolo. Lo stress cronico può portare a una disregolazione dei livelli di cortisolo, che a sua volta può avere effetti negativi sulle funzioni cognitive come la memoria e la concentrazione [s107]. Le attività compensative aiutano a normalizzare i livelli di cortisolo, promuovendo così la salute cognitiva. Inoltre, agiscono in modo preventivo contro malattie legate allo stress come il burnout e la depressione. Una passeggiata nel verde dopo una giornata di lavoro intensa può già contribuire a ridurre lo stress e migliorare l'umore. Oltre alla riduzione dello stress, le attività compensative offrono anche effetti positivi sulle prestazioni cognitive. L'attività fisica regolare, tra cui lo sport di resistenza, migliora la circolazione sanguigna nel cervello e promuove la formazione di nuove cellule nervose, in particolare nell'ippocampo, una regione del cervello responsabile dell'apprendimento e della memoria [s107]. Questo processo, noto come neurogenesi, è correlato a un miglioramento delle prestazioni cognitive. Tuttavia, le attività compensative non si limitano solo allo sport. Anche tecniche di rilassamento come yoga, meditazione o allenamento autogeno possono influenzare positivamente la funzione cognitiva, promuovendo la concentrazione e riducendo lo stress. Queste pratiche possono aiutare a focalizzare l'attenzione e migliorare la capacità di elaborazione delle informazioni. La combinazione di movimento e alimentazione sana amplifica gli effetti positivi sulla funzione cognitiva [s107]. Una dieta equilibrata fornisce al cervello i nutrienti necessari per prestazioni ottimali. Il movimento, a sua volta, migliora l'assorbimento di questi nutrienti e ottimizza il metabolismo energetico nel cervello. Si crea così un effetto sinergico che promuove in modo sostenibile la salute cognitiva. L'aumento della secrezione del fattore neurotrofico derivato dal cervello (BDNF) durante l'attività fisica stimola ulteriormente la crescita e la connessione delle cellule nervose, migliorando la plasticità neuronale e quindi l'adattabilità del cervello [s107]. Questa maggiore plasticità aiuta il cervello ad

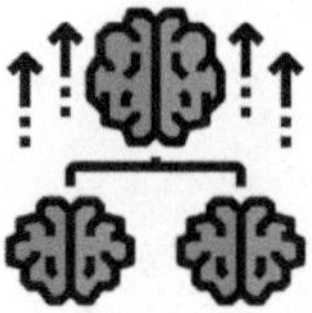

adattarsi meglio alle nuove sfide e a ridurre le compromissioni cognitive legate all'età. Le attività compensative non sono quindi solo un mezzo per affrontare lo stress, ma anche un investimento nella salute cognitiva a lungo termine. Contribuiscono a mantenere le capacità mentali e a minimizzare il rischio di compromissioni cognitive legate all'età.

Utile sapere

Allenamento autogeno

L'allenamento autogeno è una tecnica di rilassamento in cui si raggiunge il rilassamento fisico e psicologico attraverso l'auto-influenza. Può aiutare a ridurre lo stress, migliorare la concentrazione e aumentare il benessere generale.

Effetto sinergico

Un effetto sinergico si verifica quando la combinazione di due o più fattori produce un effetto maggiore della somma dei singoli effetti. Nel contesto di cervello, alimentazione e salute mentale, ciò significa che la combinazione di movimento e alimentazione sana migliora la funzione cognitiva più di quanto farebbe considerando il movimento o l'alimentazione singolarmente.

Plasticità neuronale

La plasticità neuronale si riferisce alla capacità del cervello di cambiare strutturalmente e funzionalmente nel corso della vita. Questa adattabilità è fondamentale per l'apprendimento, la memoria e il recupero da infortuni. Le attività compensative promuovono la plasticità neuronale e contribuiscono così alla salute cerebrale a lungo termine.

Attività antistress

Efficacia delle attività compensative

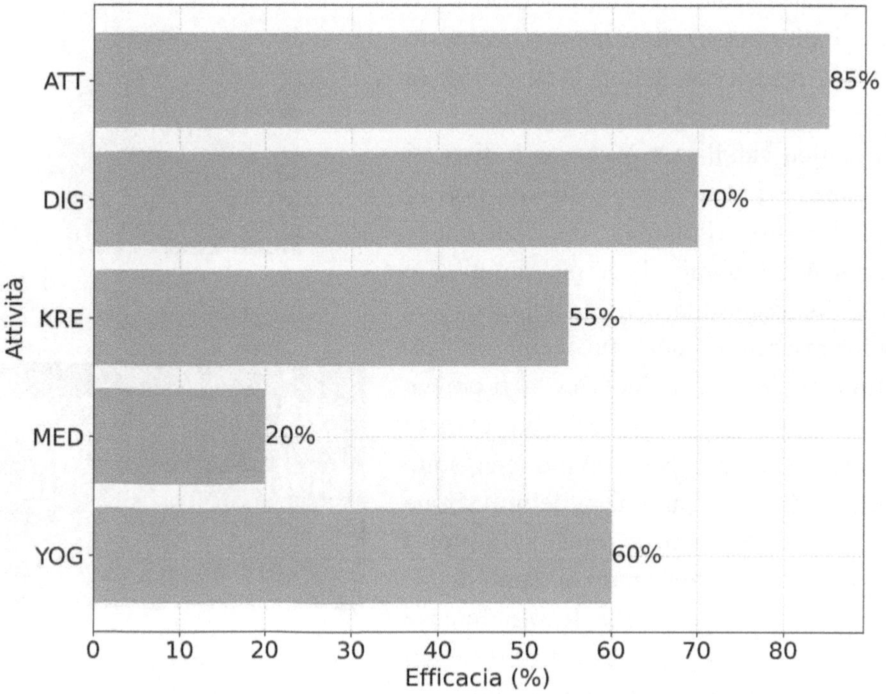

ATT: Attività fisica moderata

DIG: Media digitali

KRE: Attività creative

MED: Vivere la natura

YOG: Yoga e meditazione

Yoga e meditazione mostrano la massima efficacia nella riduzione dello stress. Anche l'esercizio moderato e le attività creative contribuiscono positivamente, mentre il consumo di media digitali è il meno efficace.

Impostazione dei limiti

L'impostazione dei limiti protegge dall'eccesso di lavoro e mantiene la propria capacità di prestazione. È particolarmente rilevante nel contesto della riduzione dello stress e della salute mentale. Definire confini chiari significa stabilire ciò che si è disposti a dare e a realizzare e ciò che non lo è. Questo riguarda, tra l'altro, le risorse temporali, l'energia emotiva e la disponibilità a prendersi la responsabilità dei problemi altrui. Imparando a dire "no", ci si protegge dall'eccesso di lavoro e si preserva la propria energia per compiti che sono importanti. Questa delimitazione consente di concentrarsi sui propri bisogni e di rafforzare la cura di sé. In questo modo, anche le fasi intense possono essere gestite meglio e gli effetti negativi dello stress possono essere minimizzati. Stabilire dei limiti non significa essere egoisti, ma valorizzare se stessi e proteggere le proprie risorse.

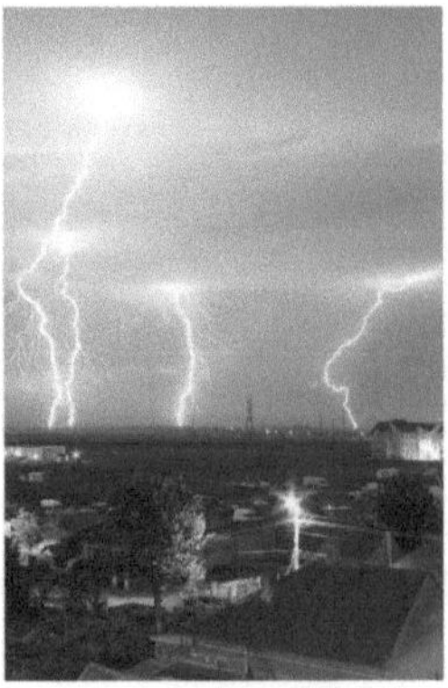

Energia [i39]

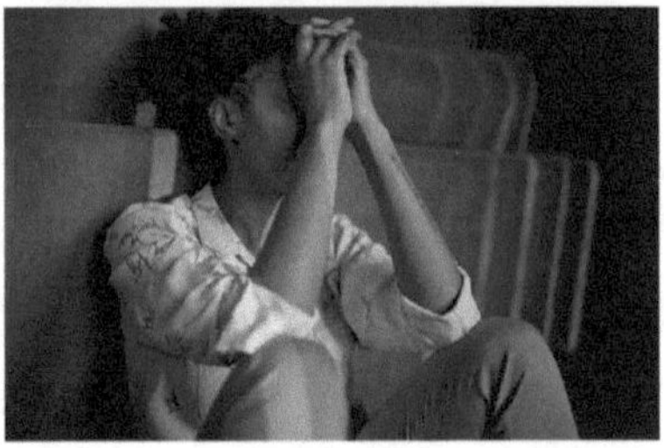

Stress [i40]

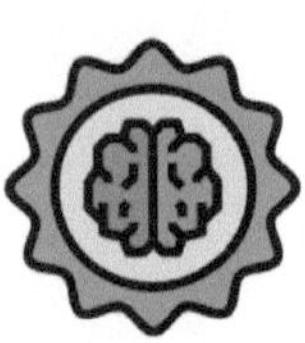

Attraverso la consapevolezza delle proprie capacità e la comunicazione dei propri bisogni, si creano le condizioni per una vita equilibrata e sana. Questo può significare pianificare consapevolmente del tempo per il relax dopo una giornata faticosa, piuttosto che assumere ulteriori compiti. Questa cura di sé consapevole contribuisce a lungo termine alla riduzione dello stress e al mantenimento della salute mentale. Stabilendo confini chiari, si crea uno spazio in cui sia i propri bisogni che le esigenze quotidiane trovano il loro posto, senza portare a un sovraccarico.

Utile sapere

Impostazione dei limiti

L'impostazione dei limiti nel contesto dell'alimentazione e della salute mentale significa prendere decisioni consapevoli su quali alimenti consumare e quali evitare, al fine di promuovere il proprio benessere. Questo può includere l'evitare alimenti altamente trasformati o quelli che hanno effetti negativi sull'umore, scegliendo invece opzioni nutrienti che supportano la funzione cerebrale e l'equilibrio emotivo.

Pilastri della salute del cervello

Fattori chiave che influenzano la salute del cervello e la riduzione dello stress.

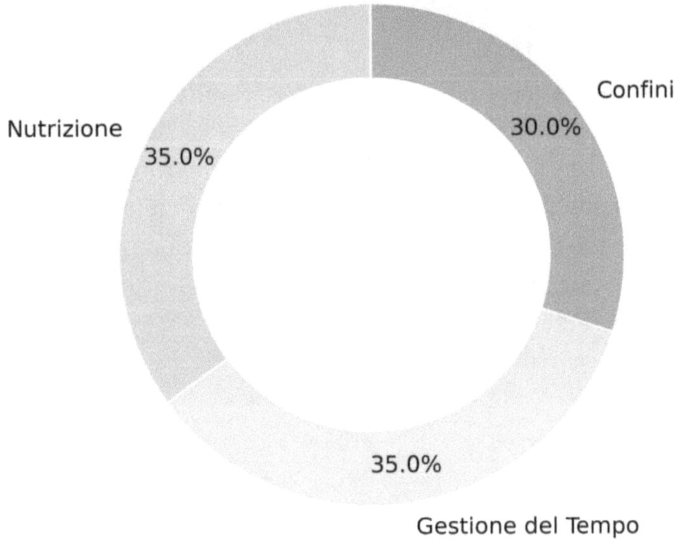

- CON: Confini
- GES: Gestione del Tempo
- NUT: Nutrizione

Questo grafico evidenzia l'interconnessione tra nutrizione, definizione dei limiti e gestione del tempo nel contribuire alla salute generale del cervello e alla riduzione dello stress. Un approccio equilibrato in queste aree è essenziale per una funzione cognitiva ottimale e il benessere emotivo. Mentre la nutrizione fornisce gli elementi costitutivi fondamentali, una definizione efficace dei limiti protegge dal sovraccarico e una gestione efficiente del tempo riduce lo stress promuovendo un senso di controllo e organizzazione.

Tecniche rigenerative

Le tecniche rigenerative favoriscono il recupero e rafforzano la resilienza allo stress. Oltre alle attività di compensazione già menzionate, come sport e tecniche di rilassamento, esistono ulteriori strategie che supportano specificamente la rigenerazione. Queste includono approcci nutrizionali speciali e l'uso di adattogeni. intermittierendes_fasten, in diverse varianti come l'assunzione di cibo limitata nel tempo o il digiuno periodico, influisce sui processi metabolici e può avere un effetto positivo sulla salute del cervello [s108]. Attraverso l'alternanza tra assunzione di cibo e digiuno, il corpo cambia la sua fonte di energia da glucosio a grasso, portando alla formazione di chetoni, che il cervello utilizza come fonte di energia [s108]. Il digiuno può anche attivare l'autofagia, un processo di pulizia cellulare che promuove i meccanismi di riparazione neuronale e la resilienza allo stress cellulare [s108]. Una combinazione con una dieta sana può ulteriormente amplificare questi effetti positivi [s108]. Gli adattogeni, sostanze naturali come un noto tonico nervoso [s109], aumentano la resistenza allo stress dell'organismo. Possono migliorare la resistenza fisica e alleviare i problemi gastrointestinali legati allo stress [s109]. Uno studio ha mostrato un aumento delle prestazioni di nuoto nei ratti dopo l'assunzione di un adattogeno, suggerendo un miglioramento delle capacità fisiche [s109]. Inoltre, gli adattogeni

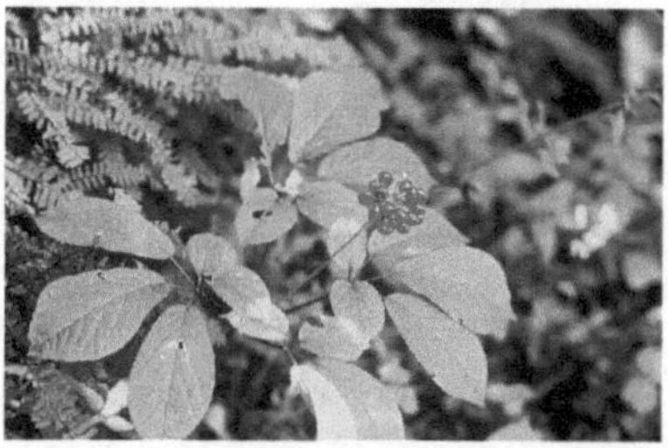

Adattogeno [i41]

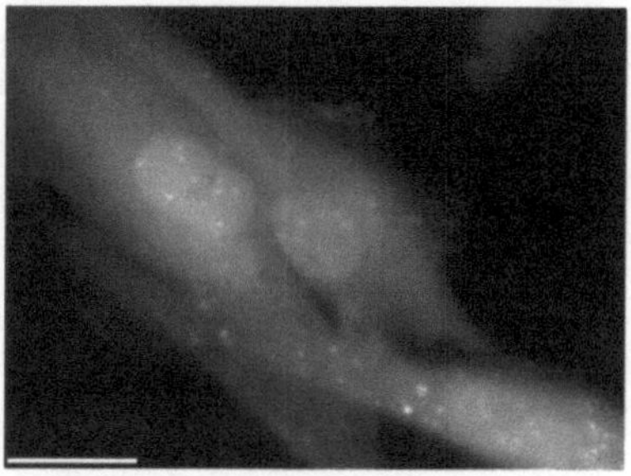

Autofagia [i42]

hanno un'azione antiossidante e proteggono le cellule dai danni dei radicali liberi [s109]. Un'altra importante colonna portante della rigenerazione è la regolazione del circadianen_rhythmus, il ciclo sonno-veglia. L'adattamento al naturale alternarsi di luce e buio supporta la gestione dello stress e rafforza la resilienza [s110]. Una routine quotidiana regolare con orari di sonno fissi può contribuire a stabilizzare questo ritmo. Anche il supporto sociale gioca un ruolo importante nello sviluppo della resilienza [s110]. L'ossitocina, un ormone che rafforza i legami sociali, regola la risposta allo stress e promuove così la resilienza [s110]. Pertanto, mantenete i contatti sociali e cercate supporto nel vostro ambiente. Una dieta sana, in particolare durante la gravidanza, influisce in modo duraturo sulla resilienza e sulla risposta allo stress del bambino [s110].

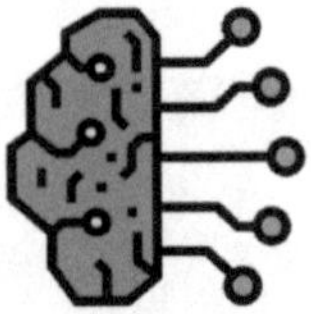

Utile sapere

Ossitocina

L'ossitocina è un ormone che gioca un ruolo importante nei legami sociali e nella regolazione dello stress. È spesso chiamato 'ormone dell'abbraccio' e può aumentare la resilienza allo stress.

Resilienza

La resilienza è la capacità di riprendersi dalle avversità e di rimanere mentalmente sani nonostante le difficoltà della vita. È un fattore importante per affrontare lo stress e mantenere la salute mentale.

Tecniche rigenerative per la riduzione dello stress

Efficacia e impatto dei nutrienti delle tecniche rigenerative su stress e funzione cognitiva.

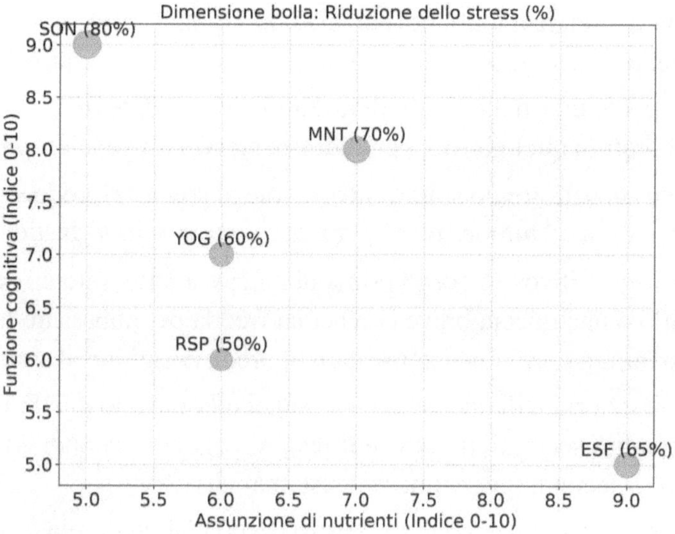

Blasengröße: Riduzione dello stress (%)

ESF: Esercizio fisico

MNT: Mindfulness

RSP: Respirazione

SON: Ottimizzazione del sonno

YOG: Yoga

Le pratiche di Mindfulness mostrano un forte impatto positivo sulla funzione cognitiva con una moderata dipendenza dai nutrienti, mentre l'ottimizzazione del sonno dimostra un'elevata efficacia a tutti i livelli di nutrienti. Yoga e respirazione offrono buoni benefici cognitivi, in particolare con un'adeguata assunzione di nutrienti. L'esercizio fisico sembra meno direttamente correlato al miglioramento della funzione cognitiva, ma è comunque benefico per la riduzione dello stress, sebbene abbia la più alta richiesta di nutrienti.

Consigli concreti

- Impostate ogni sera la sveglia all'orario in cui desiderate svegliarvi e visualizzate tre cose positive che vi aspettano il giorno successivo.
- Trasformate la vostra camera da letto in un'oasi profumata di tranquillità: sperimentate combinazioni di aromi calmanti con oli essenziali come il pino cembro e la vaniglia.
- Prima di andare a letto, bevete una tazza di latte caldo con cannella e miele: questa combinazione può favorire il sonno e ridurre lo stress.
- Sviluppate un rituale serale di gratitudine: annotate tre cose per cui siete grati in quel giorno, per addormentarvi con pensieri positivi.
- Create un sottofondo sonoro favorevole al sonno: riproducete suoni della natura o "rumore rosa" per mascherare i rumori fastidiosi.
- Rinfrescate il vostro corpo prima di andare a letto: fate un bagno tiepido o una doccia breve con acqua fredda per abbassare la temperatura corporea e aumentare la predisposizione al sonno.
- Respirate prima di addormentarvi seguendo il ritmo 4-7-8: inspirate per quattro secondi, trattenete il respiro per sette secondi ed espirate per otto secondi, per calmare il sistema nervoso.
- Accarezzate delicatamente il vostro corpo, dai piedi alla testa, prima di addormentarvi, per migliorare la consapevolezza corporea e rilassarvi.
- Trascorrete l'ultima ora prima di andare a letto con luci soffuse, per stimolare la produzione di melatonina e supportare il ritmo del sonno.
- Svegliatevi con la luce del giorno: utilizzate una sveglia luminosa che simula il sole e vi risveglia dolcemente dal sonno.

Revisione - 4. Sonno e rigenerazione

Il sonno e la rigenerazione sono essenziali per la vostra salute mentale e le vostre prestazioni. Il testo di partenza sottolinea l'importanza di un ambiente di sonno ottimale, routine serali regolari e rituali di rilassamento mirati. Su questa base, desideriamo fornirvi ora raccomandazioni pratiche che potete adattare alle vostre esigenze individuali. Iniziate analizzando la vostra situazione attuale: quanto bene dormite? Quali fattori disturbano il vostro sonno? Tenete un diario del sonno, se necessario, per riconoscere schemi e fattori scatenanti. Questo costituisce la base per la vostra strategia personale del sonno.

La progettazione del vostro ambiente di sonno gioca un ruolo cruciale. Minimizzate le fonti di luce e rumore disturbanti. Sperimentate con tappi per le orecchie, tende oscuranti o un dispositivo di rumore bianco. Fate attenzione a mantenere una temperatura ambiente confortevole e ventilate regolarmente prima di andare a letto. Soprattutto in fasi stressanti, come durante i periodi di esami o nella vita lavorativa, un sonno ristoratore è particolarmente importante. Investite quindi tempo ed energia nell'ottimizzazione del vostro ambiente di sonno per migliorare le vostre prestazioni e il vostro benessere. Ricordate: anche piccoli cambiamenti possono avere grandi effetti.

Sviluppate una routine serale individuale che vi aiuti a disconnettervi e a concludere la giornata in modo consapevole. Evitate dispositivi elettronici nelle ultime ore prima di andare a letto. La luce blu inibisce la produzione di melatonina e disturba il vostro ritmo sonno-veglia. Tecniche di rilassamento come la meditazione, il rilassamento muscolare progressivo o l'allenamento autogeno possono aiutarvi a ridurre lo stress e a trovare calma. Scoprite quali attività vi fanno bene – un bagno caldo, la lettura di un libro o l'ascolto di musica rilassante – e integrate queste nella vostra routine serale. Un ritmo del sonno regolare, con orari di sonno e risveglio costanti, supporta la sincronizzazione del vostro orologio interno e promuove un sonno ristoratore.

Anche durante il giorno dovreste prestare attenzione alla vostra rigenerazione. Integrate pause regolari nella vostra giornata per ricaricare le vostre energie. Pause attive con leggera attività fisica sono particolarmente efficaci per ridurre la stanchezza e aumentare la concentrazione. Fate attenzione a mantenere un ritmo giornaliero equilibrato e a evitare il sovraccarico attraverso una chiara definizione dei confini. Imparate a dire "no" e a dare priorità alle vostre esigenze. Le sfide nell'attuazione sono normali. Siate pazienti con voi stessi e adattate le vostre strategie se necessario. Non esitate a chiedere supporto professionale se avete difficoltà a gestire i vostri problemi di sonno da soli.

Investite nel vostro sonno: è un investimento nella vostra salute, nel vostro benessere e nelle vostre prestazioni. Con le giuste strategie e una dose di autodisciplina, potete migliorare in modo sostenibile la qualità del vostro sonno e beneficiare degli effetti positivi sul vostro corpo e sulla vostra mente. Scoprirete che la vostra concentrazione, il vostro umore e la vostra energia miglioreranno sensibilmente. Iniziate oggi stesso a mettere in pratica e sperimentate il potere trasformativo di un sonno ristoratore!

5. Salute del cervello olistica

Cosa rende davvero sano un cervello? Sappiamo da tempo che singoli nutrienti o sessioni di allenamento isolate non sono sufficienti. Il nostro organo del pensiero funziona come parte di un sistema complesso, in cui alimentazione, movimento e relazioni interpersonali interagiscono. Le neuroscienze moderne mostrano in modo impressionante quanto siano intrecciati questi fattori. In questo capitolo scoprirete connessioni sorprendenti e imparerete strategie pratiche che vanno ben oltre i tradizionali consigli per la salute.

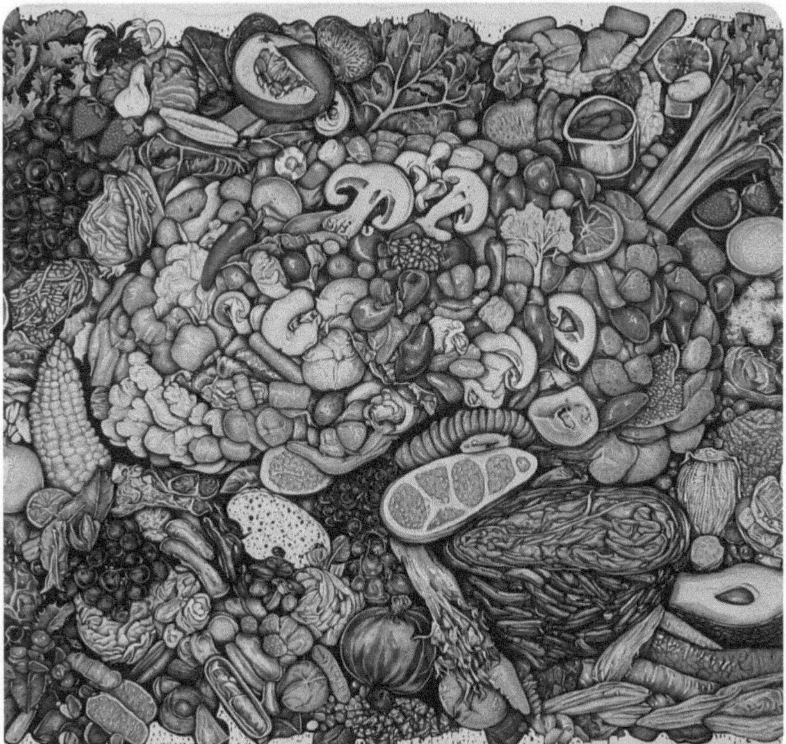

5. 1 Connessione mente-corpo

Corpo e mente sono indissolubilmente legati. La rigenerazione nervosa, l'equilibrio ormonale e il metabolismo influenzano in modo significativo la nostra capacità mentale e il nostro benessere emotivo. Squilibri in questi sistemi possono portare a difficoltà di concentrazione, sbalzi d'umore e altri problemi mentali. L'alimentazione gioca un ruolo cruciale per il funzionamento ottimale di questi sistemi. Fornisce i mattoni necessari per la rigenerazione nervosa, influisce sulla produzione ormonale e regola il metabolismo. Scoprite di seguito come potete rafforzare il legame corpo-mente e ottimizzare la vostra salute mentale attraverso un'alimentazione mirata.

La salute del tuo cervello è indissolubilmente legata alla salute del tuo corpo. Alimentazione, movimento, sonno e gestione dello stress lavorano insieme per ottimizzare la rigenerazione nervosa, l'equilibrio ormonale e il metabolismo, promuovendo così la concentrazione, le prestazioni e il benessere emotivo.

Rigenerazione nervosa

Le cellule nervose, i mattoni del nostro sistema nervoso, possiedono una notevole, sebbene limitata, capacità di rigenerazione. Questa rigenerazione, nota anche come neuroplastizitaet, consente al sistema nervoso di adattarsi ai cambiamenti e riparare le connessioni danneggiate [s111]. Un aspetto importante della rigenerazione nervosa è la ricrescita degli assoni, i lunghi prolungamenti delle cellule nervose che trasmettono segnali ad altre cellule. Questo processo richiede una complessa cascata di eventi molecolari ed è influenzato da vari fattori, tra cui fattori di crescita e l'ambiente del tessuto nervoso danneggiato. Anche la formazione di nuove synapsen, i punti di contatto tra le cellule nervose, gioca un ruolo cruciale nel ripristino della funzione neuronale. L'alimentazione ha un'importante influenza sulla rigenerazione nervosa, fornendo i mattoni necessari e l'energia per questi processi complessi [s111]. I micronutrienti, in particolare vitamine e minerali, sono qui di particolare rilevanza. Ad esempio, la vitamina B1, nota anche come tiamina, è coinvolta nella formazione delle sinapsi e nella mielinizzazione. La mielina, una sostanza ricca di grassi che avvolge gli assoni, funge da strato isolante e accelera la trasmissione dei segnali. Un adeguato livello di vitamina B1 può quindi supportare la velocità di conduzione nervosa e la rigenerazione delle fibre nervose. Al contrario, una carenza di vitamina B5 può compromettere la sintesi dell'acetilcolina, un neurotrasmettitore essenziale per la comunicazione tra le cellule nervose. Lo stesso vale per minerali come ferro e zinco. Il

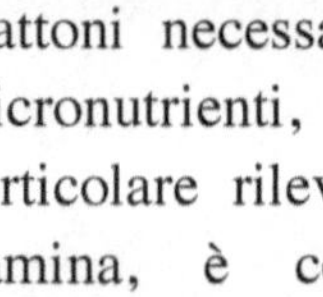

ferro è necessario per la differenziazione neuronale e la proliferazione, mentre lo zinco gioca un ruolo nella formazione e migrazione dei neuroni, nonché nella formazione di connessioni sinaptiche. Per promuovere la rigenerazione nervosa, una dieta equilibrata, ricca delle vitamine e dei minerali menzionati, può essere utile. I cereali integrali, i legumi, le noci e i semi forniscono ad esempio vitamine del gruppo B, mentre carne, pesce e verdure a foglia verde sono buone fonti di ferro. Lo zinco si trova, tra l'altro, nelle ostriche, nei semi di zucca e nella carne di manzo. Per determinare il fabbisogno individuale di micronutrienti e, se necessario, integrare in modo mirato, può essere utile una consulenza da parte di un medico o di un nutrizionista. Oltre a un apporto ottimizzato di nutrienti, anche altri fattori come l'esercizio fisico regolare, un sonno adeguato e la gestione dello stress possono influenzare positivamente la rigenerazione nervosa.

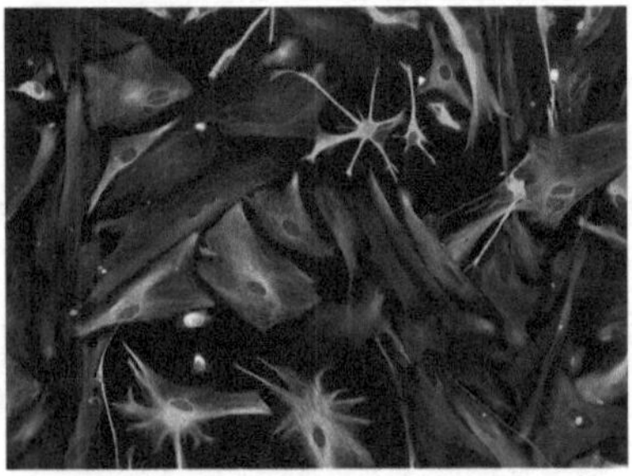

Differenziazione neuronale [i43]

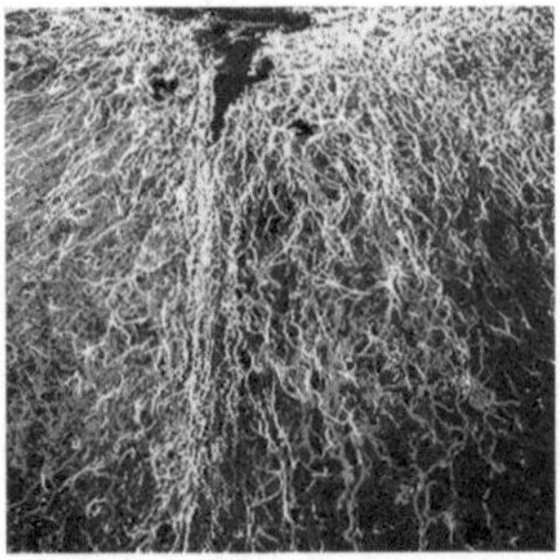

assone [i44]

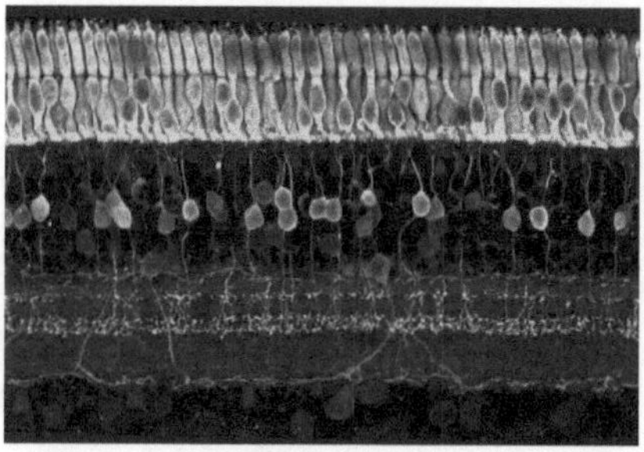

Neurone [i45]

Utile sapere

Differenziazione neuronale

Il processo attraverso il quale le cellule nervose immature si sviluppano in neuroni specializzati con funzioni specifiche. Una sana differenziazione neuronale è importante per lo sviluppo e la funzione del cervello e può essere influenzata dall'alimentazione.

Mielinizzazione

Rivestimento degli assoni con mielina, una sostanza ricca di grassi che aumenta la velocità degli impulsi nervosi. Una sana mielinizzazione è importante per la funzione cognitiva e può essere supportata dall'alimentazione.

Migrazione neuronale

Il movimento dei neuroni verso le loro posizioni finali nel cervello durante lo sviluppo. I nutrienti giocano un ruolo importante nel supportare questo processo, essenziale per il corretto cablaggio del cervello.

Proliferazione neurale

La moltiplicazione dei neuroni attraverso la divisione cellulare. Un'adeguata fornitura di nutrienti è importante per una sana proliferazione neurale durante lo sviluppo e nell'età adulta.

Progresso della rigenerazione nervosa

Progresso ipotetico della rigenerazione nervosa nel tempo con una migliore alimentazione e salute mentale.

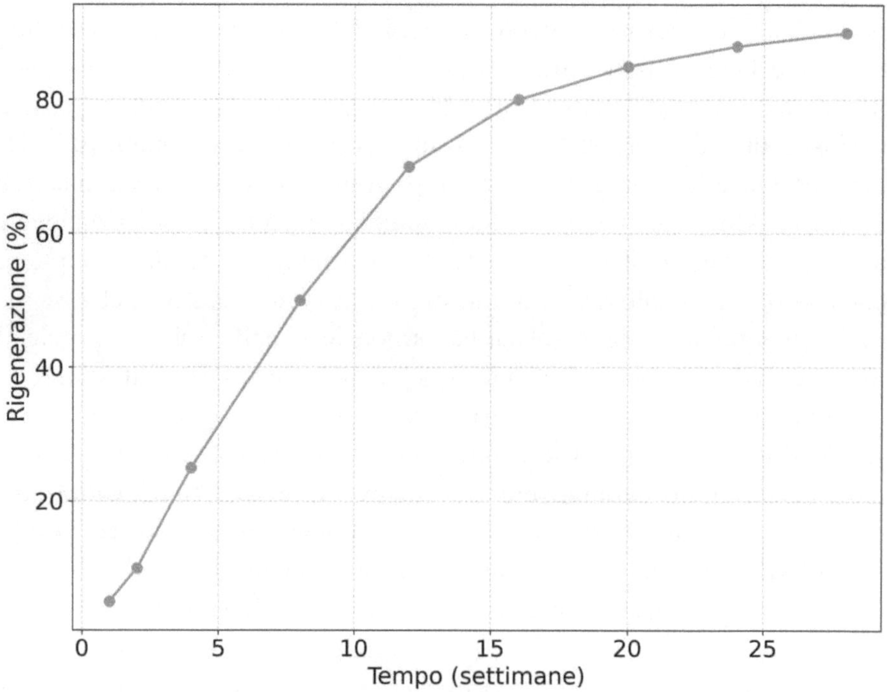

Questo grafico illustra una potenziale correlazione positiva tra tempo, miglioramento dell'alimentazione, benessere mentale e rigenerazione nervosa. La fase iniziale mostra un progresso più lento, che potrebbe rappresentare il periodo di adattamento del corpo. Il successivo aumento della velocità di rigenerazione potrebbe suggerire l'impatto positivo di una migliore alimentazione e di una riduzione dello stress. La fase di plateau potrebbe indicare un limite naturale alla velocità di rigenerazione, anche in condizioni ottimali. È fondamentale ricordare che la rigenerazione nervosa individuale varia notevolmente e questo grafico rappresenta uno scenario ipotetico generalizzato.

Equilibrio ormonale

Gli ormoni, messaggeri chimici nel corpo, controllano numerose funzioni, dal metabolismo e l'umore al sonno e alla riproduzione. Un equilibrio ormonale è essenziale per il benessere generale, mentre uno squilibrio può portare a vari problemi. L'alimentazione influisce in modo significativo sulla produzione e funzione degli ormoni. Il consumo di carboidrati altamente lavorati può causare fluttuazioni della glicemia, influenzando il rilascio di ormoni come Cortisolo e Adrenalina, aumentando così il rischio di depressione e ansia [s112]. Al contrario, una mediterrane_ernaehrungsweise, ricca di frutta, verdura, cereali integrali e grassi sani, può avere effetti antinfiammatori e potenzialmente alleviare i sintomi depressivi [s112]. L'darmhirnachse, una complessa connessione comunicativa tra intestino e cervello, gioca anch'essa un ruolo importante nella regolazione ormonale e nella salute mentale. I microrganismi presenti nell'intestino, noti come flora intestinale o microbioma, influenzano la produzione ormonale e la risposta allo stress, il che può a sua volta influenzare la salute mentale [s113]. Una dieta sana può promuovere la diversità e la funzionalità del microbioma, con effetti positivi sulla regolazione emotiva [s112]. probiotika e praebiotika, che supportano la crescita di batteri intestinali utili, possono anch'essi influenzare positivamente l'equilibrio ormonale e la salute mentale [s113]. I segnali ormonali scatenati dall'assunzione di cibo influenzano anche i processi cognitivi come l'apprendimento e la formazione della memoria [s114]. Leptina, ad esempio, un ormone prodotto nel tessuto adiposo, regola l'assunzione di cibo e promuove l'espressione di BDNF (fattore neurotrofico derivato dal cervello) nell'ipotalamo, un'area del cervello coinvolta nei processi di apprendimento [s114]. La grelina, un ormone rilasciato quando lo stomaco è vuoto, stimola l'appetito e promuove la synaptische_plastizitaet e la formazione della memoria [s114]. GLP-1 (peptide 1 simile al glucagone), un ormone rilasciato dopo i pasti, migliora la memoria associativa e spaziale e regola il bilancio energetico [s114]. L'insulina, un ormone che regola i livelli di zucchero nel sangue, può influenzare l'attività sinaptica e l'elaborazione cognitiva [s114]. L'equilibrio ormonale è particolarmente importante durante la gravidanza e l'allattamento. L'equilibrio ormonale della madre, in particolare degli ormoni dello stress come il cortisolo, può influenzare lo sviluppo del feto [s115]. Lo stress cronico durante la gravidanza può compromettere lo sviluppo cerebrale del bambino e aumentare il rischio di disturbi emotivi e cognitivi in seguito. Una buona salute mentale della madre, al contrario, favorisce il legame e lo sviluppo sociale-emotivo sano del bambino [s115]. Durante l'allattamento, viene rilasciato ossitocina, un ormone associato al legame e al benessere. L'ossitocina promuove la connessione emotiva tra madre e bambino e può ridurre il rischio di depressione e ansia post-partum [s116]. L'allattamento può anche rafforzare l'autostima e la fiducia della madre [s116]. Il contatto pelle a pelle durante l'allattamento rafforza il legame tra madre e bambino e promuove la sensibilità materna ai bisogni del neonato [s116]. Una dieta equilibrata, ricca di nutrienti essenziali, è importante sia durante la gravidanza che durante l'allattamento per supportare l'equilibrio ormonale e promuovere la salute di madre e bambino. Ad esempio, un'adeguata assunzione di acidi grassi omega-3, presenti nel pesce grasso come il salmone, può supportare lo sviluppo cerebrale del feto e stabilizzare l'umore della madre.

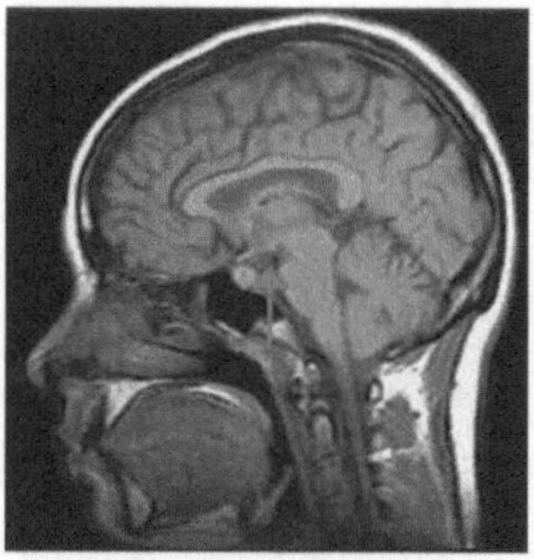

Ipotalamo [i46]

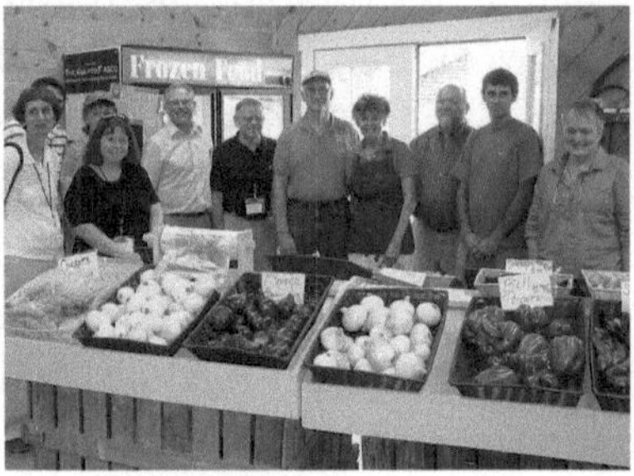

Dieta mediterranea [i47]

Utile sapere

Adrenalina

Un ormone rilasciato in risposta allo stress che porta il corpo a uno stato di maggiore vigilanza. In relazione all'alimentazione, una dieta squilibrata può influenzare il rilascio di adrenalina e contribuire a sbalzi d'umore.

Cortisolo

Un ormone dello stress che, se elevato cronologicamente, può avere effetti negativi sulla funzione cognitiva, sulla memoria e sull'umore. Una dieta equilibrata e tecniche di gestione dello stress possono aiutare a regolare i livelli di cortisolo.

Ipotalamo

Una regione del cervello che controlla molte funzioni corporee importanti, tra cui fame, sete, sonno, temperatura corporea e equilibrio ormonale.

Insulina

Un ormone prodotto dal pancreas che regola i livelli di zucchero nel sangue. Influenza il metabolismo energetico e può influenzare la funzione cognitiva.

Ossitocina

Un ormone che promuove legami sociali e emozioni positive. Gioca un ruolo nella riduzione dello stress e può essere rilasciato attraverso il contatto fisico e interazioni sociali positive.

Influenza Ormonale sull'Umore

Ormoni chiave che influenzano l'umore e il benessere mentale.

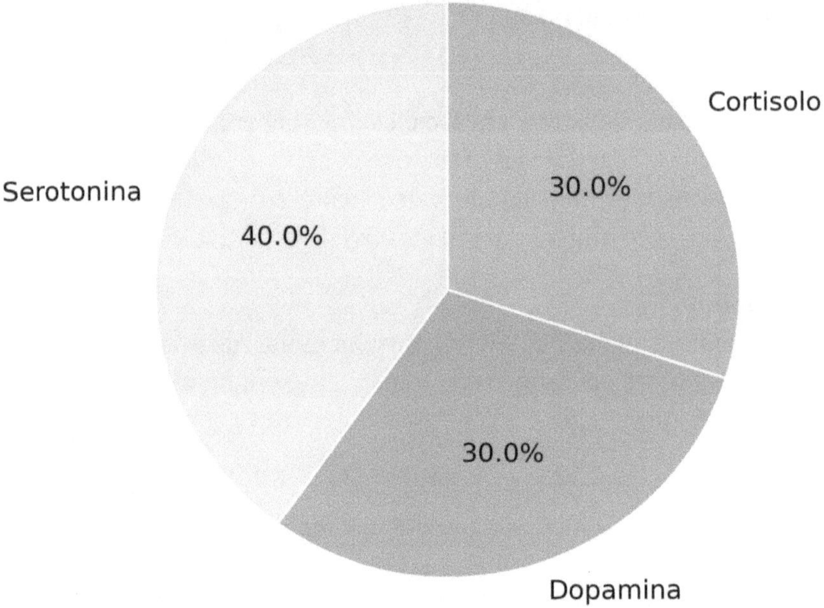

- COR: Cortisolo
- DOP: Dopamina
- SER: Serotonina

La serotonina svolge un ruolo significativo nella regolazione dell'umore, spiegando la sua maggiore rappresentazione. Livelli equilibrati di dopamina contribuiscono alla motivazione e alla ricompensa, mentre il cortisolo, correlato alla risposta allo stress, necessita di un'attenta gestione per una salute mentale ottimale. Le fluttuazioni di questi ormoni possono influire sull'umore, sul sonno e sul benessere generale.

Ottimizzazione del metabolismo

Il metabolismo, l'insieme di tutti i processi biochimici nel corpo, influisce in modo significativo sulla nostra energia, concentrazione e umore. Un'ottimizzazione di questi processi può quindi avere un impatto positivo sulla salute mentale. L'Ayurveda, un sistema medico tradizionale indiano, considera il "fuoco digestivo" (Agni) come la chiave per la regolazione del metabolismo e quindi per la salute e la longevità [s117]. Un metabolismo ben funzionante garantisce un'assimilazione efficiente dei nutrienti e una produzione di energia, che a sua volta influisce sulle funzioni cognitive e sull'equilibrio emotivo. La sincronizzazione con i ritmi naturali, come il ciclo sonno-veglia e le stagioni, gioca anch'essa un ruolo nell'ottimizzazione del metabolismo [s117]. Orari di sonno regolari e una dieta che considera gli alimenti stagionali possono supportare il corpo nei suoi processi naturali. Le terapie ayurvediche, mirate alla disintossicazione e al ringiovanimento, possono anch'esse contribuire all'ottimizzazione del metabolismo [s117]. Oltre alla prospettiva ayurvedica, la ricerca moderna sottolinea l'importanza dei mikronaehrstoffen per il metabolismo energetico e le funzioni cellulari, che a loro volta influenzano le prestazioni fisiche e mentali [s118]. Le vitamine e i minerali lavorano sinergicamente per garantire la produzione di energia e l'apporto di ossigeno al cervello e ai muscoli. Le vitamine del gruppo B, la vitamina C, il ferro e il magnesio sono particolarmente rilevanti per questi processi [s118]. Una carenza di uno di questi nutrienti può compromettere l'intero metabolismo energetico e portare a stanchezza, difficoltà di concentrazione e sbalzi d'umore. Un apporto adeguato di

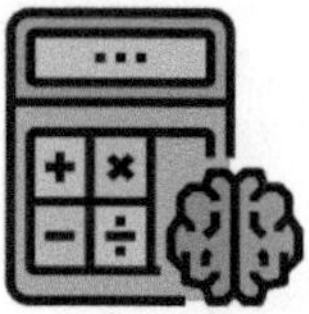

questi micronutrienti attraverso una dieta equilibrata o eventualmente tramite integratori alimentari può quindi supportare la salute mentale [s118]. Come appare una tale dieta equilibrata varia da persona a persona e dipende da fattori come età, sesso e livello di attività. Una dieta ricca di cereali integrali, frutta, verdura, legumi e noci fornisce generalmente una buona base di micronutrienti. Se necessario, un'analisi del sangue può rivelare eventuali carenze e costituire la base per una supplementazione mirata. È tuttavia consigliabile coordinare l'assunzione di integratori alimentari con un medico o un nutrizionista. La ricerca sulla relazione esatta tra alimentazione e salute mentale è ancora in corso e richiede ulteriori indagini per fornire raccomandazioni più specifiche e basate su evidenze [s119]. Tuttavia, i dati attuali suggeriscono che un'ottimizzazione del metabolismo attraverso una dieta equilibrata, la considerazione dei ritmi naturali e, se necessario, terapie ayurvediche, può avere effetti positivi sulla salute mentale.

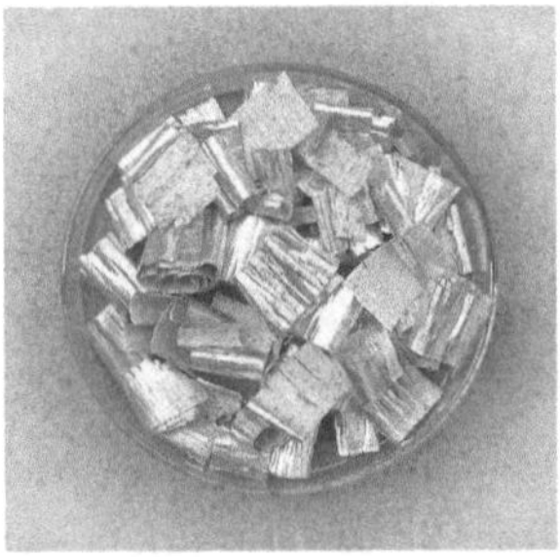

Magnesio [i48]

Utile sapere

Agni

Nell'Ayurveda, Agni è definito come il 'fuoco digestivo' e rappresenta la capacità del corpo di digerire il cibo e trasformarlo in energia. Un forte Agni è essenziale per la salute fisica e mentale, poiché ottimizza l'assimilazione dei nutrienti e il metabolismo energetico.

Ayurveda

L'Ayurveda è un sistema medico tradizionale indiano che considera il corpo e la mente in modo olistico. Sottolinea l'equilibrio delle funzioni corporee, della nutrizione e dello stile di vita per una vita sana e lunga. Le pratiche ayurvediche possono contribuire a ridurre lo stress e migliorare il benessere emotivo.

Integratori alimentari

Gli integratori alimentari sono prodotti che mirano a integrare l'apporto di nutrienti. Contengono vitamine, minerali, erbe o altri nutrienti. Tuttavia, dovrebbero essere assunti solo dopo consultazione con un medico o un nutrizionista.

Metabolismo

Il metabolismo comprende tutti i processi biochimici nel corpo responsabili della crescita, della riparazione e della produzione di energia. Un metabolismo ottimizzato può stabilizzare l'umore e promuovere la chiarezza mentale, garantendo l'apporto di nutrienti e energia al cervello.

Impatto dei Fattori Metabolici sulla Salute del Cervello

Influenza dei processi metabolici chiave sulla funzione cognitiva e sul benessere mentale.

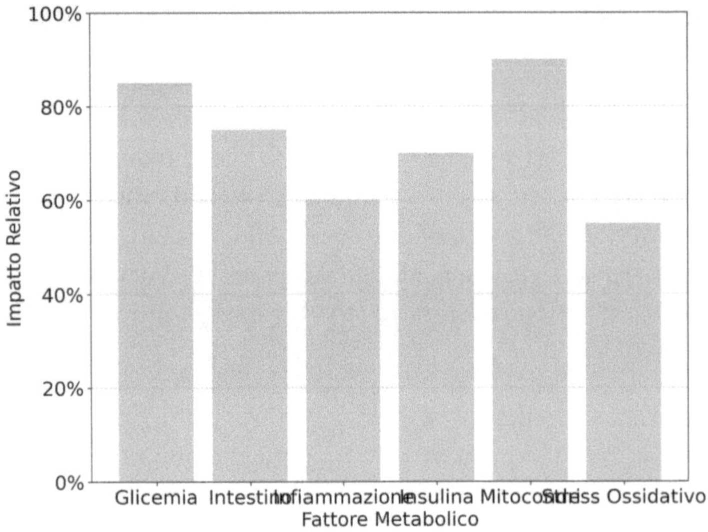

Glicemia: Regolazione della Glicemia

Infiammazione: Indicatori di Infiammazione

Insulina: Sensibilità all'Insulina

Intestino: Salute del Microbioma Intestinale

Mitocondri: Funzione Mitocondriale

Stress Ossidativo: Stress Ossidativo

Questo grafico evidenzia l'influenza significativa di vari fattori metabolici sulla salute del cervello. Mentre i livelli ottimali di zucchero nel sangue sembrano cruciali per la funzione cognitiva, una sensibilità equilibrata all'insulina e una riduzione dell'infiammazione sembrano svolgere un ruolo protettivo contro i problemi di salute mentale. Inoltre, i dati suggeriscono una forte correlazione tra la funzione mitocondriale e le prestazioni cognitive complessive, indicando la sua importanza nel mantenimento di un cervello sano.

Consigli concreti

- Percepisci consapevolmente la consistenza degli alimenti sulla tua lingua mentre mangi e percepisci intensamente il loro sapore.
- Massaggia delicatamente il cuoio capelluto mentre lavi i capelli, per favorire la circolazione sanguigna e calmare il tuo sistema nervoso.
- Respira profondamente e consapevolmente quando entri in una nuova stanza e percepisci i diversi profumi e odori.
- Lascia che l'acqua scorra su tutto il tuo corpo a diverse temperature mentre fai la doccia e percepisci le diverse sensazioni sulla tua pelle.
- Osserva le nuvole nel cielo e lascia libero sfogo alla tua fantasia su quali forme e figure riesci a riconoscere.
- Coccola il tuo animale domestico o una persona amata: la vicinanza fisica può favorire il rilascio di ormoni dell'attaccamento e ridurre lo stress.
- Cammina a piedi nudi su un prato o lungo la spiaggia e percepisci il contatto della natura con la tua pelle.
- Impara un nuovo esercizio sensoriale: concentrati, ad esempio, sull'ascolto dei suoni ambientali e cerca di identificarli uno per uno.
- Sviluppa il tuo rituale personale di consapevolezza: collega diverse percezioni sensoriali con la respirazione consapevole e le sensazioni corporee.
- Rifletti regolarmente sul legame tra il tuo corpo e la tua mente e presta attenzione ai segnali che ti mostrano di cosa hai bisogno in questo momento.

5. 2 Interazione sociale

L'interazione sociale è fondamentale per la salute olistica del cervello. La qualità delle nostre relazioni influisce in modo significativo sul nostro benessere e sulla nostra capacità cognitiva. Dalla prima infanzia fino alla vecchiaia, i contatti sociali plasmano il nostro sviluppo emotivo e ci proteggono dall'isolamento. Tuttavia, relazioni malsane e la mancanza di scambi possono avere effetti negativi sulla nostra salute, paragonabili a gravi fattori di rischio. Scoprite di seguito come sfruttare la potenza dell'interazione sociale per la vostra forza mentale.

Le interazioni sociali positive, attraverso l'ascolto attivo e una comunicazione rispettosa, favoriscono la salute del cervello e il benessere psicologico allo stesso modo.

Promozione della comunicazione

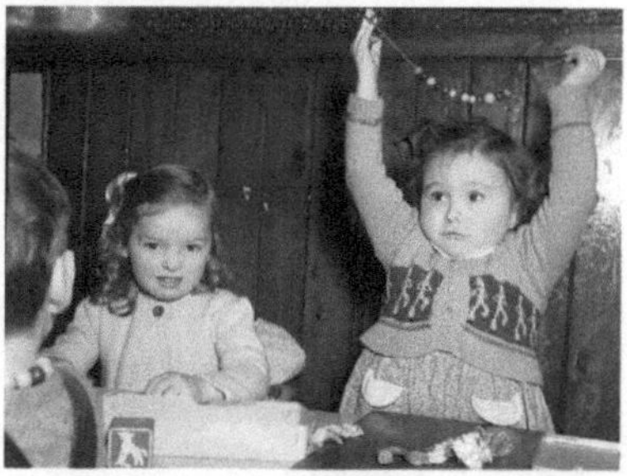

Linguaggio del corpo [i49]

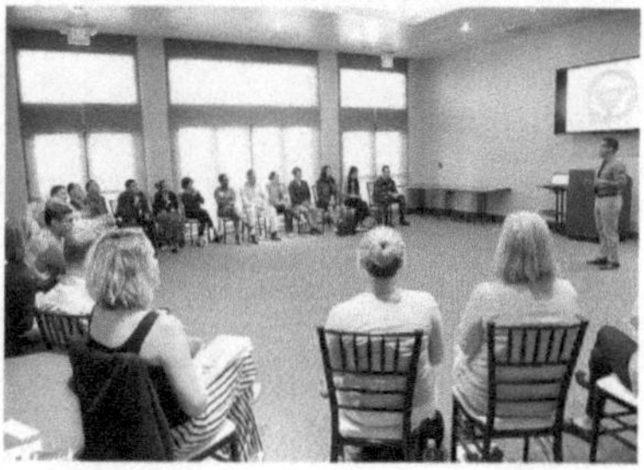

Ascolto riflessivo [i50]

La promozione della comunicazione mira a migliorare la qualità e la quantità delle interazioni sociali. Vari fattori giocano un ruolo, tra cui l'ascolto attivo e l'ascolto riflessivo [s120]. L'ascolto attivo significa prestare piena attenzione all'interlocutore e mostrare interesse attraverso segnali non verbali, come annuire o mantenere il contatto visivo. L'ascolto riflessivo va oltre e implica ripetere o riassumere quanto detto, per assicurarsi di aver compreso correttamente l'interlocutore. Queste tecniche trasmettono all'altro la sensazione di essere ascoltato e compreso, costituendo la base per una comunicazione fiduciosa ed efficace [s120]. La promozione delle interazioni sociali è rilevante in diverse fasi della vita, dall'infanzia alla vecchiaia [s121] [s122]. Durante l'adolescenza, i contatti tra pari assumono un'importanza particolare [s121]. Amicizie stabili e un ambiente sociale di supporto hanno effetti positivi sulla salute mentale e proteggono dall'isolamento sociale [s121]. In età avanzata, il contatto con familiari, amici e vicini può contribuire a ridurre la solitudine e mantenere la funzione cognitiva [s122]. Anche le videochiamate regolari possono ridurre il rischio di compromissioni cognitive e isolamento sociale negli adulti più anziani [s122]. Attività sociali, come visitare i vicini o partecipare a attività di volontariato, sono anch'esse associate a una migliore salute cognitiva nella vita successiva [s122].

Le interventi per la promozione della comunicazione dovrebbero considerare sia la percezione soggettiva delle interazioni sociali che il numero e la frequenza oggettivi dei contatti [s123]. Migliorare le abilità sociali, come la capacità di avviare e mantenere conversazioni, può aumentare la qualità delle interazioni sociali. Allo stesso tempo, è importante promuovere il supporto sociale e costruire reti. Ciò può essere raggiunto partecipando ad attività di gruppo, utilizzando piattaforme online o prendendo l'iniziativa di stabilire

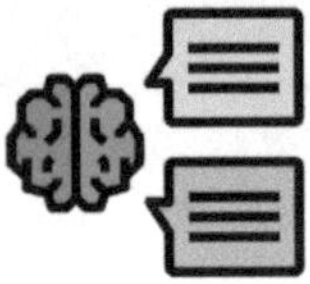

nuovi contatti. Le tecnologie digitali possono contribuire a mantenere i contatti sociali, specialmente in tempi di distanziamento fisico [s121] [s123]. I social media e gli strumenti di videoconferenza consentono di rimanere in contatto con amici e familiari, anche quando gli incontri di persona non sono possibili. Le interventi digitali possono anche essere utilizzati specificamente per supportare le interazioni sociali, ad esempio attraverso gruppi di auto-aiuto online o incontri virtuali [s123]. Per migliorare la propria comunicazione e promuovere le interazioni sociali, può essere utile prestare attenzione al proprio linguaggio del corpo. Un'espressione facciale aperta e amichevole, una postura eretta e un contatto visivo adeguato segnalano interesse e sicurezza in sé stessi. Anche il modo in cui si parla influisce sulla comunicazione. Una pronuncia chiara e distinta, un volume adeguato e un tono vario contribuiscono a essere ben compresi e a mantenere l'attenzione dell'interlocutore. Chi ascolta attivamente, pone domande e si occupa delle esigenze dell'altro crea un'atmosfera comunicativa positiva e favorisce la costruzione di relazioni sociali stabili.

Utile sapere

Contatti tra pari

I contatti tra pari, ovvero le relazioni con coetanei, sono particolarmente importanti durante l'adolescenza per lo sviluppo del comportamento sociale e della regolazione emotiva. Un ambiente positivo tra pari può rafforzare la resilienza psicologica e promuovere l'autostima.

Segnali non verbali

I segnali non verbali come espressioni facciali, gesti e postura giocano un ruolo importante nella comunicazione e possono influenzare la salute mentale. Un sorriso o una postura aperta possono, ad esempio, trasmettere emozioni positive e aumentare il benessere.

Tecnologie digitali

Le tecnologie digitali possono avere effetti sia positivi che negativi sulle interazioni sociali e sulla salute mentale. Mentre i social media possono facilitare la comunicazione, esiste anche il rischio di cyberbullismo e confronto sociale. Un uso consapevole delle tecnologie digitali è importante per sfruttare i vantaggi e minimizzare i rischi.

Comunicazione e Interazione Sociale

Impatto dei tipi di comunicazione sull'interazione sociale e sul benessere mentale.

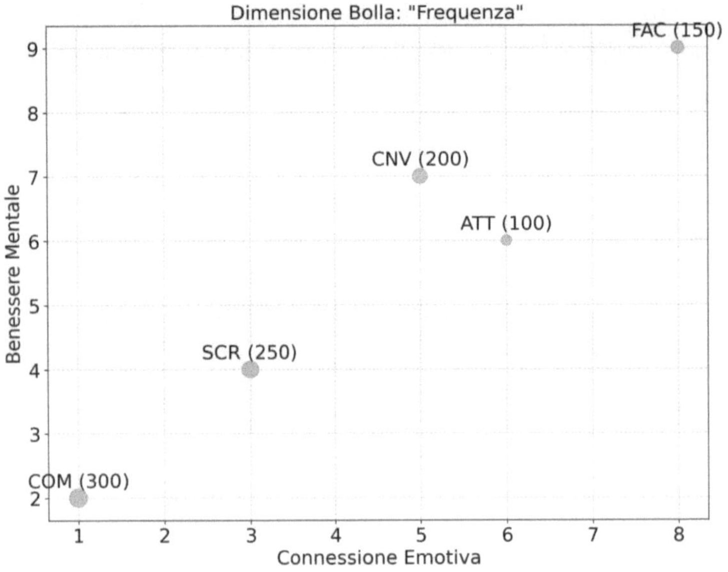

Blasengröße: Frequenza

ATT: Attività di Gruppo

COM: Comunicazione Digitale

SCR: Comunicazione Scritta

CNV: Segnali Non Verbali

FAC: Faccia a Faccia

La comunicazione digitale mostra un'alta frequenza ma una minore connessione emotiva, aumentando potenzialmente la solitudine nonostante le interazioni frequenti. La comunicazione faccia a faccia, sebbene meno frequente per alcuni gruppi, dimostra una più forte correlazione con il benessere mentale positivo, suggerendo la qualità rispetto alla quantità nell'interazione sociale. La comunicazione non verbale gioca un ruolo cruciale in tutti i tipi di comunicazione, evidenziando l'importanza degli spunti emotivi per la connessione e il benessere.

Costruzione delle relazioni

Le interazioni sociali sono complesse e influenzano la salute e il benessere [s124] [s125]. Oltre alla quantità e alla frequenza dei contatti sociali, è soprattutto la loro qualità a influenzare la nostra vita [s125]. Le connessioni sociali hanno un effetto positivo sulla salute e riducono il rischio di mortalità, mentre l'isolamento sociale ha conseguenze negative per la salute e può persino essere associato a un aumento della mortalità [s124] [s125]. Una bassa interazione sociale può essere dannosa per la salute, paragonabile al consumo di 15 sigarette al giorno [s125]. Pertanto, è importante mantenere le relazioni esistenti e costruirne di nuove a qualsiasi età. L'interazione precoce con le figure di attaccamento influisce sulla successiva capacità di regolazione emotiva e interazione sociale [s126]. Un attaccamento sicuro durante l'infanzia ha un effetto positivo sullo sviluppo dell'empatia e sulla capacità di comprendere i pensieri e i sentimenti degli altri (Mentalizzazione) [s126]. Queste esperienze precoci costituiscono la base per le relazioni future e per la salute mentale generale. Anche nell'età adulta, le relazioni sociali influenzano il nostro comportamento, ad esempio le nostre abitudini alimentari [s127]. L'influenza reciproca all'interno delle coppie può portare a stili alimentari comuni, anche poco salutari [s127]. I pasti condivisi, invece, rafforzano i legami sociali e promuovono emozioni positive [s127]. Pertanto, nelle relazioni è importante gestire consapevolmente le influenze reciproche. Una serata di cucina insieme con ingredienti freschi può essere un'alternativa sana al consueto cibo da asporto e allo stesso tempo rafforzare la relazione. Non solo la famiglia, ma anche amici e conoscenti influenzano le nostre decisioni. Controllo sociale, ovvero l'incoraggiamento implicito o esplicito a comportamenti salutari da parte del nostro ambiente sociale, può influenzare positivamente il nostro stile di vita [s124]. Al contrario, lo stress nelle relazioni sociali può avere effetti negativi sulla salute e portare a modelli

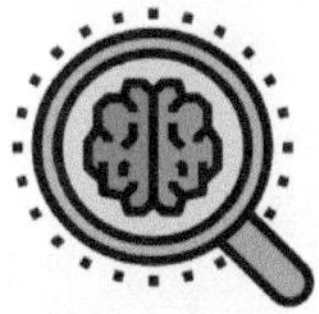

comportamentali sfavorevoli [s124]. Una rete sociale di supporto è quindi essenziale per il nostro benessere.

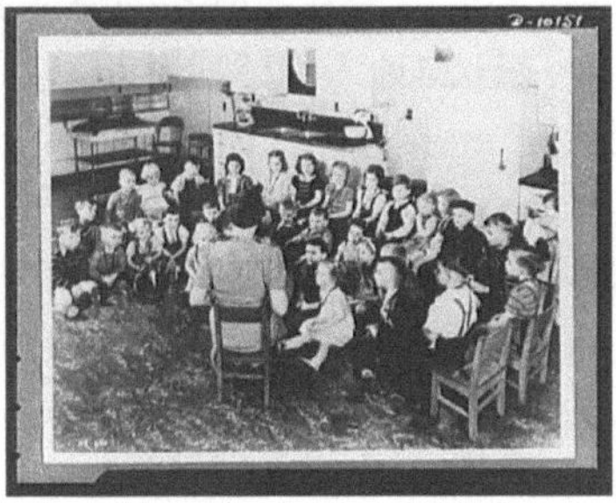

Abitudini alimentari [i51]

Utile sapere

Controllo sociale

L'influenza dell'ambiente sociale sul comportamento di un individuo. Questo controllo può avvenire in modo implicito o esplicito e avere effetti sia positivi che negativi sulla salute. Un controllo sociale positivo può ad esempio manifestarsi attraverso l'incoraggiamento a praticare attività sportive o a seguire una dieta sana. Al contrario, un controllo sociale negativo può portare a comportamenti poco salutari come il consumo eccessivo di alcol o la mancanza di attività fisica. Un equilibrio tra libertà individuale e supporto sociale è importante per la salute mentale.

Mentalizzazione

La capacità di comprendere e riflettere sui propri pensieri e sentimenti, così come su quelli degli altri. Una buona capacità di mentalizzazione è importante per le interazioni sociali, poiché consente empatia e cambi di prospettiva, contribuendo così a una migliore comprensione del comportamento altrui. Può essere promossa da un attaccamento sicuro durante l'infanzia e contribuisce, nell'età adulta, a relazioni più stabili e a una gestione migliore dei conflitti.

Influenza dell'alimentazione sull'interazione sociale

Alimentazione e abilità sociali

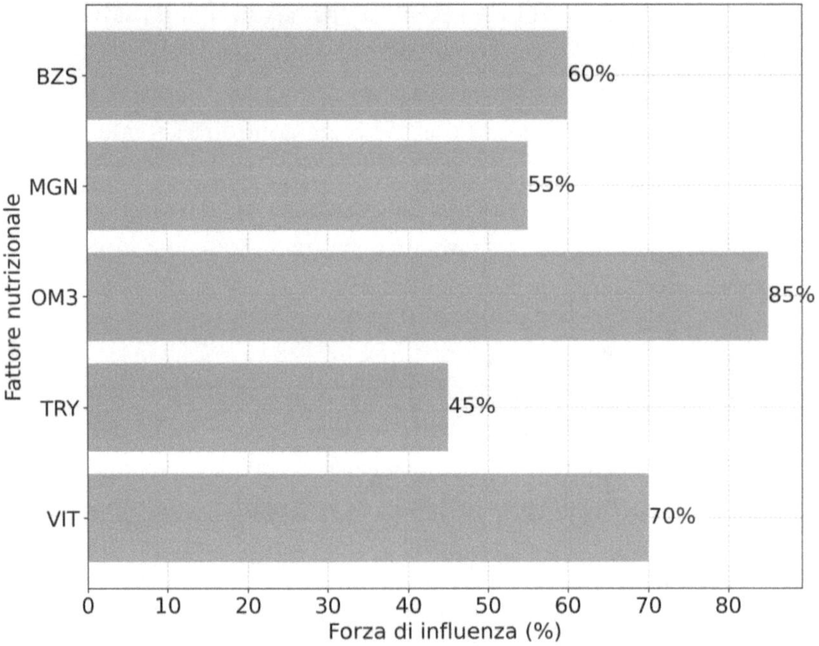

BZS: Zucchero nel sangue
MGN: Magnesio
OM3: Omega-3
TRY: Triptofano
VIT: Vitamine D e B

Il grafico mostra l'influenza positiva di diversi fattori nutrizionali sulle interazioni sociali. Un apporto sufficiente di acidi grassi omega-3 promuove la regolazione emotiva e l'empatia, mentre un livello stabile di zucchero nel sangue migliora la concentrazione e la resistenza sociale. La vitamina D e le vitamine del gruppo B svolgono un ruolo nella regolazione dell'umore e riducono l'ansia sociale. Una dieta equilibrata può quindi migliorare la qualità delle interazioni sociali.

Attività comunitarie

Le attività comunitarie offrono molteplici opportunità per stabilire e mantenere contatti sociali, il che può avere un effetto positivo sulla salute mentale. La partecipazione a iniziative comuni, sia in associazioni sportive, cori, organizzazioni di volontariato o anche in gruppi informali, come ad esempio un corso di cucina condiviso, promuove lo scambio con gli altri e può così contrastare l'isolamento sociale. In questo contesto, spesso emergono nuovi ruoli sociali e responsabilità che possono rafforzare l'autostima e dare un senso alla vita. In particolare, le esperienze condivise creano un senso di appartenenza e rafforzano la coesione sociale. Attraverso l'interazione con gli altri in un contesto comunitario, ampliamo anche le nostre prospettive e conosciamo nuovi punti di vista. Questo può portare a una comprensione più profonda di altre persone e culture e promuovere la nostra competenza sociale. La partecipazione ad attività comunitarie può anche contribuire a ridurre lo stress e migliorare l'umore, poiché favorisce emozioni positive e un senso di connessione. Chi partecipa, ad esempio, a un'associazione di giardinaggio locale non solo prova la gioia della creazione condivisa, ma beneficia anche del movimento all'aria aperta e dello scambio con persone affini. In una relazione, la partecipazione comune a tali attività può inoltre rafforzare il legame e fornire nuovi stimoli, creando esperienze condivise e interessi comuni. È importante scegliere attività che corrispondano ai propri interessi e capacità, per mantenere a lungo termine la motivazione e il divertimento. Umberson, D., & Montez, J. K. (2010). Le relazioni sociali e la salute: un punto cruciale per la politica sanitaria. *Journal of health and social behavior*, *51*(S), S54–S66. Kawachi, I., &

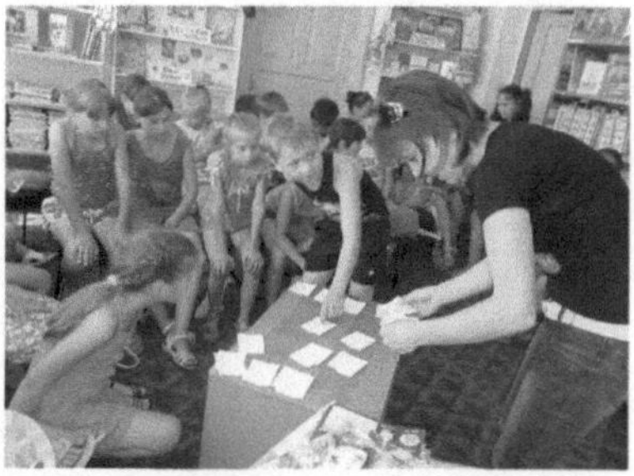

Volontariato [i52]

Berkman, L. F. (2001). Legami sociali e salute mentale. *Journal of Urban health*, *78*(3), 458–467.

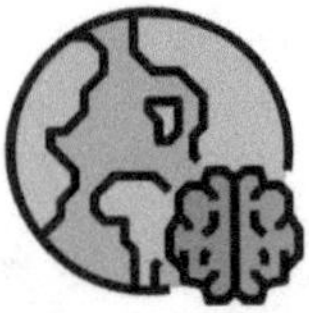

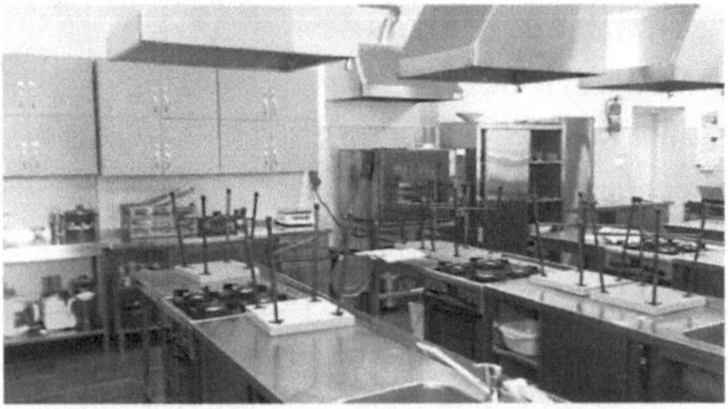

Corso di cucina [i53]

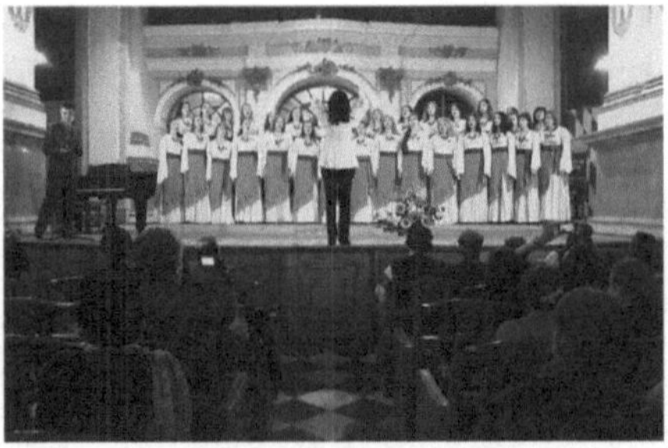

Coro [i54]

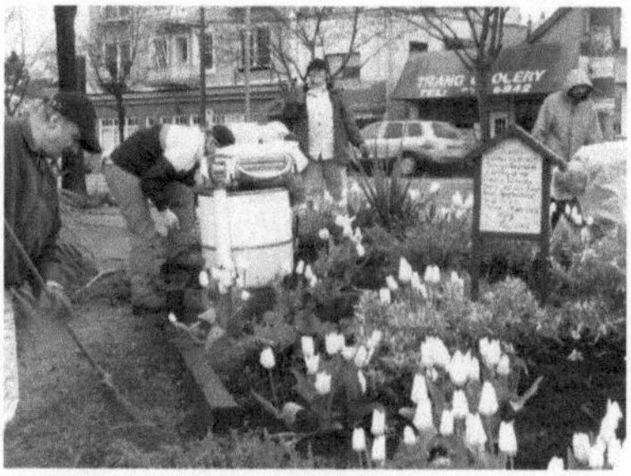

Associazione di giardinaggio/Circolo orticolo [i55]

Utile sapere

Competenza sociale

La competenza sociale comprende la capacità di comunicare efficacemente con gli altri, costruire relazioni e risolvere conflitti. Alcuni nutrienti, come gli acidi grassi omega-3, possono supportare la funzione cerebrale e le capacità cognitive, il che può avere un effetto positivo sulla competenza sociale.

Isolamento sociale

L'isolamento sociale può portare a una mancanza di supporto emotivo e a un aumento del rischio di depressione e ansia. Una dieta equilibrata e un'attività fisica regolare possono aiutare a stabilizzare l'umore e aumentare la resilienza allo stress, il che può attenuare gli effetti negativi dell'isolamento sociale.

Stress

Lo stress cronico può compromettere la salute mentale e aumentare il rischio di varie malattie. Una dieta sana, ricca di vitamine e minerali, può aiutare a supportare il corpo nella gestione dello stress e ridurre gli effetti negativi dello stress sul cervello. La partecipazione ad attività comunitarie può anche contribuire a ridurre lo stress e fornire supporto sociale.

Attività della comunità per il benessere mentale

Distribuzione delle attività della comunità che influiscono sulla salute mentale.

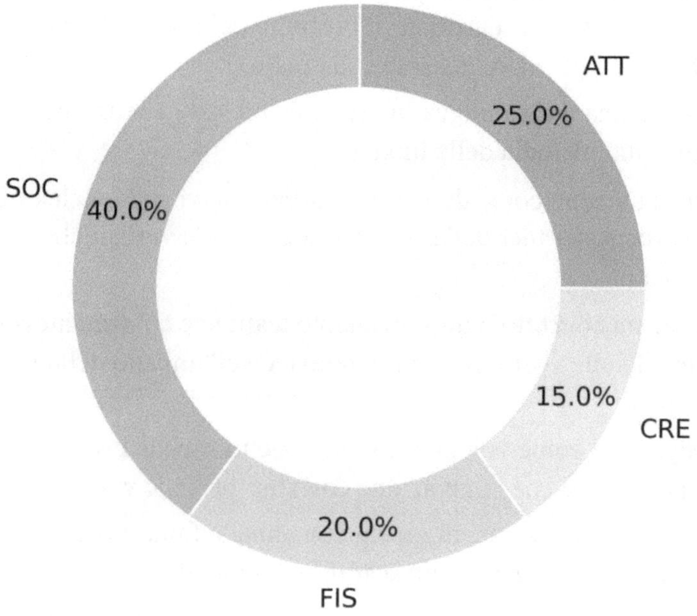

ATT: Attività creative

FIS: Attività fisica

CRE: Consapevolezza e rilassamento

SOC: Interazione sociale e supporto

L'interazione sociale costituisce una parte significativa delle attività comunitarie benefiche, evidenziando l'importanza della connessione per il benessere mentale. Le attività creative offrono uno sbocco per l'espressione e la stimolazione cognitiva, mentre l'attività fisica contribuisce sia alla salute fisica che mentale. Le pratiche di consapevolezza, sebbene meno rappresentate, svolgono un ruolo cruciale nella riduzione dello stress e nella regolazione emotiva. Un impegno equilibrato in questi tipi di attività può contribuire a un approccio olistico al benessere mentale.

Consigli concreti

- Organizzate una serata di cucina con amici e concentratevi sul gustare i diversi ingredienti e aromi.
- Partecipate a un corso di pittura e confrontatevi con gli altri partecipanti sulla vostra percezione dei colori e delle forme.
- Andate insieme agli amici nella natura e descrivetevi a vicenda le vostre impressioni sensoriali: il profumo del bosco, il cinguettio degli uccelli, il calore del sole sulla pelle.
- Imparate una nuova lingua in gruppo e prestare attenzione ai diversi suoni e alla melodia della lingua.
- Partecipate a un corso di danza e concentratevi sulla vicinanza fisica con il vostro partner di danza e sui segnali non verbali che scambiate.
- Visitate un concerto o uno spettacolo teatrale e confrontatevi poi con gli amici sulle vostre reazioni emotive e sull'impatto della musica o dell'opera.
- Impegnatevi come volontari in un progetto sociale e sperimentate la gioia e il senso che l'interazione con altre persone vi offre.
- Organizzate una serata di giochi con amici e familiari e concentratevi sulla comunicazione e sullo scambio durante il gioco.
- Incontratevi regolarmente con amici per una passeggiata nella natura e utilizzate il tempo per conversazioni e scambi sui vostri pensieri e sentimenti.
- Fondare un gruppo di discussione con amici o vicini per confrontarsi regolarmente su vari argomenti e ampliare le vostre prospettive.
- Scrivete lettere o e-mail a amici e familiari per esprimere i vostri pensieri e sentimenti e mantenere il legame con i vostri cari.
- Imparate la lingua dei segni per ampliare le vostre capacità comunicative e interagire con persone sorde.

5. 3 Allenamento mentale

Il training mentale è essenziale per la salute olistica del cervello. Comprende strategie per migliorare la memoria, la creatività e i processi di apprendimento. Queste abilità non sono solo importanti per il successo accademico, ma influenzano anche la nostra performance quotidiana, il nostro processo decisionale e il nostro benessere. Spesso sottovalutati, i deficit in questi ambiti portano a problemi nella vita professionale e privata. Le capacità cognitive possono essere allenate e ottimizzate attraverso esercizi e strategie mirate. Dall'allenamento della memoria alla promozione della creatività fino allo sviluppo di metodi di apprendimento efficaci: le possibilità sono molteplici. Scoprite di seguito come sbloccare il vostro potenziale mentale e migliorare in modo sostenibile le vostre prestazioni cerebrali.

Il training mentale, come esercizi di memoria, videogiochi o ricerche su Internet, combinato con attività fisica e una dieta sana, promuove la plasticità neuronale e migliora le prestazioni cognitive, inclusi memoria, concentrazione e creatività.

Esercizi di memoria

Gli esercizi di memoria servono a migliorare e mantenere le capacità cognitive. I programmi di allenamento cognitivo, specificamente mirati alla memoria e alle abilità cognitive, mostrano effetti positivi, in particolare negli adulti più anziani [s128]. L'esercizio regolare con tali programmi può contribuire a contrastare il declino cognitivo legato all'età e migliorare le prestazioni mnemoniche. Oltre a questi programmi, ci sono ulteriori modi per allenare la memoria. Le ricerche su Internet richiedono circuiti neuronali e possono quindi essere considerate una forma di allenamento mentale [s128]. La navigazione attraverso l'enorme flusso di informazioni di Internet, la ricerca di contenuti rilevanti e il collegamento di informazioni allenano diverse abilità cognitive, compresa la memoria. Un'altra possibilità è offerta dai videogiochi. Studi dimostrano che migliorano le prestazioni mnemoniche, le capacità di multitasking e altre abilità cognitive [s128]. Giocare a videogiochi d'azione può migliorare l'attenzione visiva e i tempi di reazione, il che può avere un effetto positivo sulla memoria, poiché le informazioni vengono acquisite e elaborate più rapidamente. L'allenamento al multitasking, come quello fornito dai videogiochi, può aumentare le prestazioni cognitive in vari ambiti, tra cui la memoria di lavoro e l'attenzione [s128]. La memoria di lavoro – la capacità di immagazzinare e elaborare temporaneamente informazioni – gioca un ruolo cruciale in molti processi cognitivi. Studi mostrano che un allenamento mirato della memoria di lavoro può migliorare l'intelligenza fluida, ovvero la capacità di risolvere problemi e adattarsi a nuove situazioni [s128]. Inoltre, esiste una correlazione tra attività fisica e salute cognitiva. La forma fisica aerobica, ovvero l'allenamento di resistenza, promuove la neuronale_plastizitaet e la salute del cervello [s129]. La plasticità neuronale descrive la capacità del cervello di cambiare e adattarsi attraverso nuove esperienze e apprendimento. L'attività fisica può prevenire la perdita di tessuto cerebrale legata all'età e migliorare la funzione delle aree cognitive superiori, importanti per la memoria [s129]. Un maggiore volume ippocampale, una regione del cervello strettamente legata alla memoria, è associato all'attività fisica [s129]. Il fattore neurotrofico derivato dal cervello (BDNF) gioca un ruolo importante nel migliorare le funzioni cognitive attraverso l'attività fisica [s129]. Il BDNF supporta la crescita e la sopravvivenza dei neuroni e promuove la plasticità sinaptica, la base per l'apprendimento e la memoria. L'esercizio fisico e una dieta sana possono agire sinergicamente sulla funzione cognitiva [s129]. L'attività fisica regolare può migliorare il kognitive_kontrolle e la velocità di reazione, in particolare negli adulti più anziani [s129]. Un miglior controllo dell'attenzione e una più rapida elaborazione delle informazioni sono anch'essi associati alla forma fisica [s129]. Questi effetti sono evidenti non solo negli adulti, ma anche nei bambini e negli adolescenti [s129]. Oltre all'attività fisica, anche le attività cognitive stimolanti giocano un ruolo nel mantenimento e nel miglioramento delle capacità cognitive [s130]. Questi esercizi mentalmente stimolanți sfidano la capacità di pensiero e l'elaborazione delle informazioni. Comprendono un ampio spettro di attività, dalla lettura e scrittura alla risoluzione di enigmi fino all'apprendimento di nuove abilità. Studi suggeriscono che tali attività migliorano la memoria, il pensiero e la velocità di elaborazione [s130]. La plasticità cerebrale rimane presente anche in età avanzata, quindi le attività cognitive stimolanti possono contribuire a mantenere la funzione cognitiva o ritardare il declino cognitivo [s130]. Ad esempio, l'apprendimento di una nuova lingua o il suonare uno strumento possono creare nuove connessioni neuronali e rafforzare la riserva cognitiva. Se si parlano fluentemente due lingue, ciò può facilitare il passaggio tra compiti, paragonabile al cambiare canale tra diversi programmi televisivi.

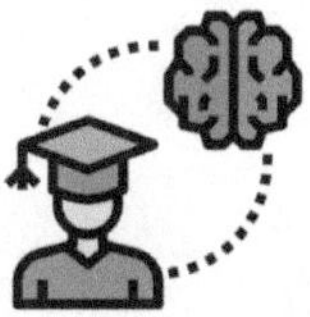

Utile sapere

Circuiti neuronali

Reti complesse di cellule nervose nel cervello che comunicano tra loro attraverso segnali elettrici e chimici, costituendo così la base per l'elaborazione delle informazioni e il comportamento. Attraverso l'attivazione ripetuta di determinati circuiti neuronali, questi possono essere potenziati e diventare più efficienti, portando a prestazioni cognitive migliorate.

Intelligenza fluida

La capacità di risolvere problemi, adattarsi a nuove situazioni e pensare in modo astratto, senza dover fare riferimento a conoscenze pregresse. L'intelligenza fluida è strettamente legata all'efficienza dei processi neuronali e può essere migliorata attraverso un allenamento mirato.

Volume ippocampale

La dimensione dell'ippocampo, una regione del cervello che gioca un ruolo cruciale nell'apprendimento e nella formazione della memoria. Un volume ippocampale maggiore può indicare migliori prestazioni mnemoniche e una maggiore resilienza al declino cognitivo legato all'età.

Prestazioni Esercizio di Memoria

Miglioramento nei punteggi degli esercizi di memoria nel tempo.

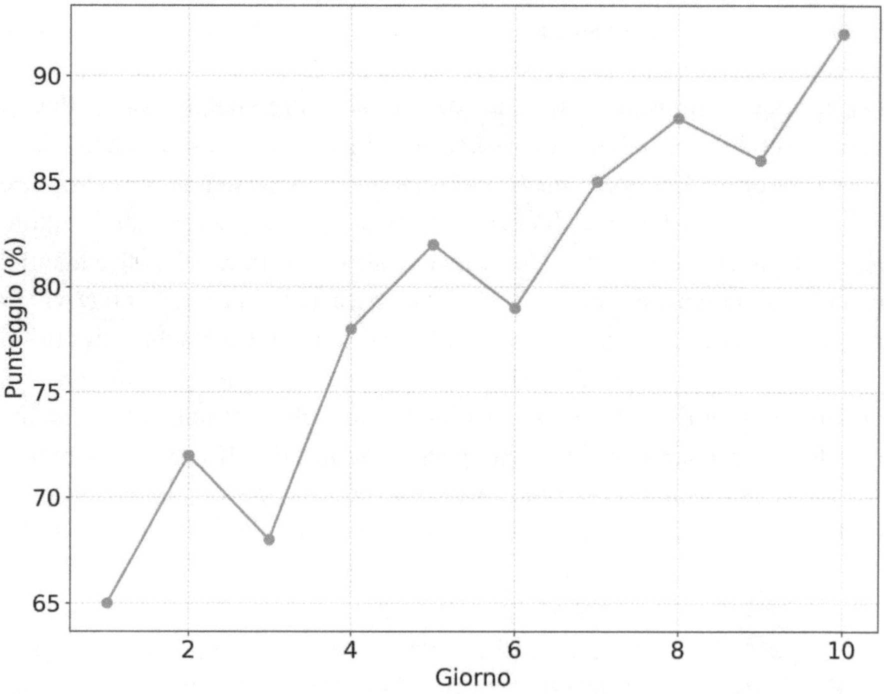

Il grafico mostra una tendenza generalmente positiva, che indica un miglioramento delle prestazioni della memoria con una pratica costante. I leggeri cali suggeriscono che il progresso non è sempre lineare e può essere influenzato da fattori come stanchezza, stress o distrazioni. Nel complesso, la traiettoria ascendente dimostra i benefici dell'allenamento mentale regolare.

Promozione della creatività

La creatività, la capacità di sviluppare nuove idee e soluzioni, può essere stimolata attraverso strategie mirate. Oltre agli effetti positivi già menzionati dei programmi di allenamento kognitiven e dei videogiochi sulle prestazioni mentali, la ricerca mirata su Internet offre ulteriore potenziale per aumentare la creatività. Navigando in Internet e collegando informazioni, alleniamo la nostra capacità decisionale e il nostro pensiero complesso – abilità strettamente legate ai processi creativi. Chi, ad esempio, cerca regolarmente informazioni su un determinato argomento e le collega a nuove intuizioni, allena contemporaneamente la propria capacità di guardare oltre il proprio naso e sviluppare approcci innovativi. Inoltre, le abitudini alimentari influenzano la nostra capacità mentale e quindi anche la nostra creatività. Una dieta equilibrata, ricca di antioxidantien e nutrienti essenziali, può costituire la base per i processi creativi. La ricerca mostra un legame tra una dieta sana e un rischio ridotto di depressione – una condizione che spesso compromette fortemente la creatività. Inoltre, i probiotici e i prebiotici, che promuovono la salute intestinale, possono avere effetti positivi indiretti sulla salute mentale e quindi anche sulla creatività, influenzando la connessione intestino-cervello. Le diete che combinano elementi di diverse abitudini alimentari sane possono anche contrastare i cambiamenti neurodegenerativen e mantenere a lungo termine le funzioni cognitive essenziali per i processi creativi. Sebbene l'efficacia di interventi specifici per la promozione cognitiva non sia ancora ampiamente dimostrata, la ricerca suggerisce che attività cognitive auto-iniziate e stimolanti influenzano positivamente la salute del cervello. La ricerca consapevole di nuove esperienze e opportunità di apprendimento può quindi promuovere la creatività. Imparare a suonare uno strumento musicale o una nuova lingua, risolvere enigmi o dedicarsi ad attività artistiche possono contribuire a creare nuove

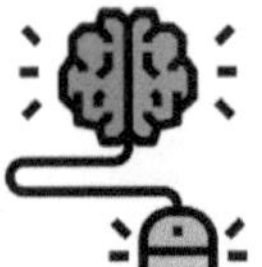

connessioni neuronali e aumentare la flessibilità cognitiva, che a sua volta stimola la creatività.

Utile sapere

Connessione intestino-cervello

La complessa connessione comunicativa tra intestino e cervello. Questa connessione comprende vie nervose, ormoni e il sistema immunitario. La salute intestinale può influenzare la salute mentale e le funzioni cognitive attraverso questa connessione.

Neurone

Cellule nervose responsabili della trasmissione delle informazioni nel cervello e nell'intero sistema nervoso. La formazione di nuove connessioni neuronali è importante per i processi di apprendimento e l'adattabilità del cervello.

Impatto delle attività di potenziamento del cervello sulla creatività

Aumento relativo della produzione creativa dopo il coinvolgimento in diverse attività

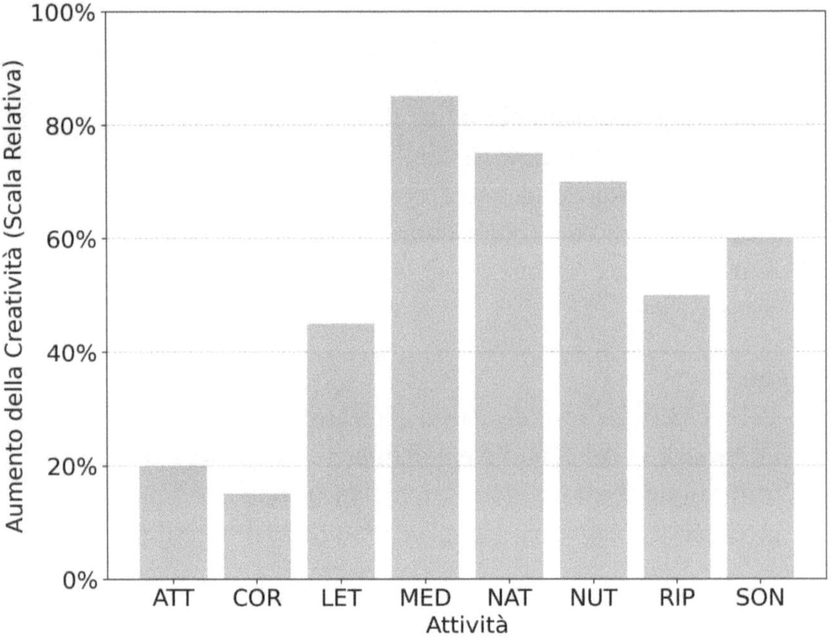

ATT: Attività di Brainstorming
COR: Sfida Creativa
LET: Corso Online
MED: Meditazione
NAT: Passeggiata nella Natura
NUT: Dieta Sana
RIP: Lettura
SON: Sonno

Questi dati suggeriscono che attività consapevoli come la meditazione e le passeggiate nella natura possono migliorare significativamente la produzione creativa. Mentre l'apprendimento diretto attraverso la lettura e i corsi online fornisce una spinta moderata, sorprendentemente, attività come il brainstorming strutturato e le sfide creative competitive sembrano avere un impatto positivo meno pronunciato, potenzialmente a causa della pressione indotta e dell'ansia da prestazione. Questo evidenzia l'importanza di incorporare pratiche di rilassamento e consapevolezza per prestazioni creative ottimali.

Strategie di apprendimento

Le strategie di apprendimento ottimizzano l'acquisizione di conoscenze e favoriscono la memorizzazione a lungo termine. Un aspetto importante è la metacognizione, la capacità di riflettere sul proprio pensiero. Essa comprende la pianificazione del processo di apprendimento, il monitoraggio della comprensione e l'adattamento delle strategie al materiale di studio. Chi, ad esempio, prima di leggere un testo specialistico, scorre i titoli e si pone domande sul contenuto, attiva le proprie conoscenze pregresse e dirige la propria attenzione sulle informazioni rilevanti. La autoregolazione, il controllo delle proprie emozioni e motivazioni, influisce anch'essa sul successo dell'apprendimento. Interventi basati sulla consapevolezza possono migliorare l'autoregolazione, promuovendo il controllo dell'attenzione e la regolazione emotiva [s131]. Attraverso l'addestramento alla consapevolezza, si impara a minimizzare le distrazioni e a concentrarsi sul compito in questione. Un ulteriore punto centrale è la scelta di metodi di apprendimento adeguati. Strategie di apprendimento attive, come riassumere i testi con parole proprie o spiegare concetti ad altri, portano a una elaborazione più profonda del materiale di studio rispetto alla lettura passiva o all'ascolto. La ripetizione e il richiamo delle informazioni dalla memoria consolidano quanto appreso. È utile distribuire temporalmente le ripetizioni e variare il contesto per ottimizzare la capacità di ricordare. Lo sviluppo della percezione interocettiva attraverso la consapevolezza può migliorare la capacità di percepire segnali corporei come fame e sazietà [s131]. Questo può supportare indirettamente il processo di apprendimento, aiutando a regolare il proprio stato fisico e creando così condizioni ottimali per un apprendimento concentrato. Le strategie di apprendimento efficaci considerano quindi sia aspetti cognitivi che emotivi e fisici.

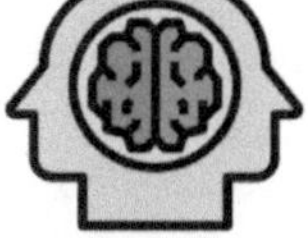

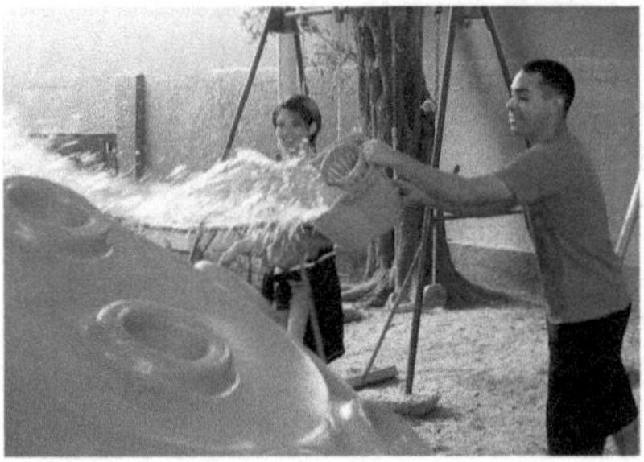

Apprendimento attivo [i56]

Utile sapere

Autoregolazione

L'autoregolazione nel contesto dell'apprendimento significa controllare le proprie emozioni e motivazioni per apprendere in modo concentrato ed efficace. Questo può essere migliorato attraverso tecniche come l'addestramento alla consapevolezza.

Metacognizione

La metacognizione aiuta a gestire i processi di apprendimento osservando e ottimizzando il proprio processo di pensiero. In questo modo, si possono trovare i migliori metodi di apprendimento per sé e migliorare le proprie prestazioni.

Percezione interocettiva

La percezione interocettiva è la capacità di percepire i propri segnali e sensazioni corporee, come il battito cardiaco, la respirazione o la fame. Una migliore percezione interocettiva può essere raggiunta attraverso l'addestramento alla consapevolezza e supporta l'autoregolazione, aiutando a regolare il proprio stato fisico in modo ottimale per un apprendimento concentrato.

Distribuzione della strategia di apprendimento per la salute mentale

Visualizzazione di strategie di apprendimento efficaci per il benessere mentale.

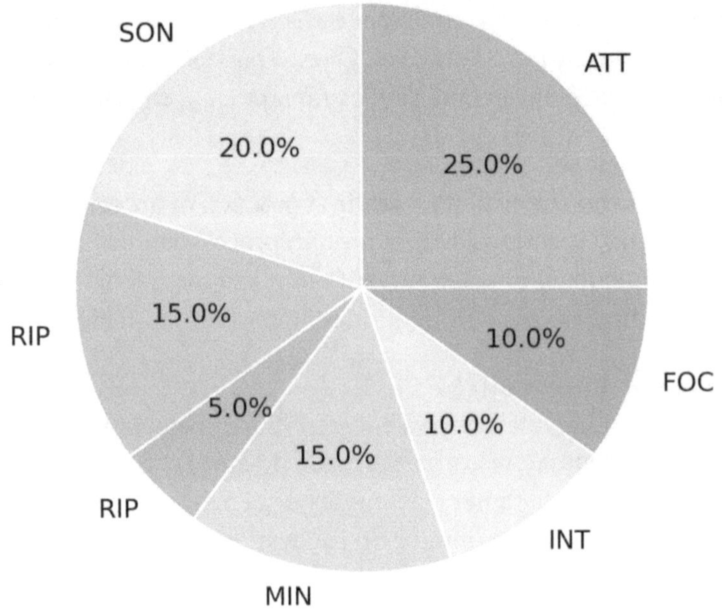

ATT: Richiamo attivo (test e auto-spiegazione)

FOC: Tecniche di attenzione focalizzata

INT: Pause e attività fisica

MIN: Consapevolezza e meditazione

RIP: Utilizzo di risorse esterne

SON: Sonno adeguato

Questo grafico evidenzia l'importanza di un approccio equilibrato all'apprendimento per una salute mentale ottimale. Il richiamo attivo e la ripetizione dilazionata sono cruciali per la conservazione delle conoscenze, mentre la consapevolezza e l'attenzione focalizzata migliorano la funzione cognitiva. Incorporare pause e attività fisica garantisce il ringiovanimento mentale e il benessere generale. Dare priorità al sonno facilita il consolidamento della memoria e il ripristino cognitivo. Sebbene le risorse esterne possano essere utili, l'enfasi sulle strategie interne sottolinea l'importanza di sviluppare abitudini di apprendimento autoregolate.

Consigli concreti

- Collegate le azioni quotidiane a processi di pensiero consapevoli, ad esempio toccando e descrivendo la temperatura dell'acqua mentre lavate i piatti.
- Sviluppate un mondo interiore di immagini: immaginate gli strumenti e i musicisti davanti ai vostri occhi mentre ascoltate musica.
- Allenate la vostra flessibilità mentale attraverso cambi di prospettiva: mettetevi nei panni di un'altra persona e cercate di comprendere il suo modo di pensare.
- Create zone di calma mentale: riservate ogni giorno del tempo per una breve meditazione o una passeggiata consapevole nel parco.
- Sfida il tuo cervello con compiti insoliti: scrivi con la mano non dominante o prova a riconoscere oggetti quotidiani con gli occhi bendati.
- Allena la tua memoria con il "palazzo della memoria": organizza le informazioni in uno spazio immaginario per memorizzarle meglio.
- Sfrutta il potere dell'immaginazione: immagina scenari positivi prima di andare a letto e programma il tuo subconscio per il successo.
- Rifletti sui tuoi sogni: tieni un diario dei sogni e cerca di decifrare i messaggi del tuo subconscio.
- Allena la tua intuizione: fidati più spesso del tuo istinto e osserva come cambiano le tue decisioni.
- Sviluppa la tua immaginazione attraverso la scrittura creativa: scrivi racconti brevi o poesie e lascia libero sfogo alla tua fantasia.
- Migliora la tua capacità di concentrazione attraverso l'ascolto attivo: concentrati completamente sul tuo interlocutore nella prossima conversazione e cerca di percepire ogni parola consapevolmente.

Revisione - 5. Salute del cervello olistica

La salute olistica del cervello è più di una semplice assenza di malattie; è uno stato di funzione cognitiva ottimale, equilibrio emotivo e resilienza mentale. Non si raggiunge questo stato attraverso singole misure, ma attraverso un'interazione di vari fattori che puoi influenzare attivamente. Alimentazione, interazione sociale, esercizi mirati e strategie di apprendimento consapevole sono i pilastri su cui si basa il tuo programma individuale per promuovere la salute del cervello. Il percorso può sembrare impegnativo, ma con gli strumenti giusti e una chiara comprensione delle interconnessioni, puoi ottenere miglioramenti sostenibili.

Inizia con una valutazione critica delle tue abitudini alimentari. Evita per quanto possibile i cibi altamente lavorati e concentrati su alimenti naturali e ricchi di nutrienti. Integra nella tua dieta alimenti ricchi di vitamine del gruppo B, ferro, zinco e acidi grassi omega-3. Pensa a cereali integrali, legumi, noci, pesce grasso e verdure a foglia verde. Anche un microbiota intestinale equilibrato gioca un ruolo importante. Probiotici e alimenti prebiotici possono aiutarti a promuovere un ambiente intestinale sano. Se hai dubbi sul fatto che la tua alimentazione copra tutti i micronutrienti necessari, consulta un nutrizionista o il tuo medico. Un esame del sangue può fornire indicazioni su eventuali carenze e costituire la base per una supplementazione mirata.

Oltre all'alimentazione, la cura delle tue relazioni sociali è essenziale per la salute del tuo cervello. L'ascolto attivo, la comunicazione apprezzativa e la progettazione consapevole delle tue relazioni creano un ambiente sociale di supporto. Impegnati in attività comunitarie che corrispondono ai tuoi interessi, sia che si tratti di un club sportivo, di un coro o di un'organizzazione di volontariato. L'interazione sociale riduce lo stress, rafforza la tua autostima e promuove la tua flessibilità cognitiva. Utilizza consapevolmente le tecnologie digitali per mantenere i contatti, ma fai attenzione a non lasciare che il mondo virtuale sostituisca completamente gli incontri reali. Gli incontri personali e le esperienze condivise sono insostituibili per il tuo benessere.

Completa i tuoi sforzi per una dieta sana e una vita sociale attiva con esercizi mirati per promuovere le tue capacità cognitive. Integra nel tuo quotidiano allenamento della memoria, attività creative e movimento regolare. Impara una nuova lingua, suona uno strumento o risolvi enigmi. Anche piccoli cambiamenti possono avere grandi effetti. Procedi strategicamente nell'apprendimento. Fissa obiettivi realistici, pianifica il tuo carico di studio e rifletti regolarmente sui tuoi progressi. Esercizi di mindfulness possono aiutarti a migliorare la tua concentrazione e a regolare le tue emozioni, il che influisce positivamente sulla tua capacità di apprendimento. Sii paziente con te stesso. I cambiamenti richiedono tempo e il percorso verso la salute olistica del cervello è un processo continuo.

Investi nella tua salute cerebrale. È un investimento nel tuo futuro che ripaga in ogni ambito della vita. Con ogni passo che fai verso uno stile di vita sano, rafforzi le tue capacità cognitive, il tuo benessere emotivo e la tua resilienza mentale. Scoprirai che la tua qualità della vita migliora in modo sostenibile e che puoi affrontare le sfide quotidiane con maggiore energia e serenità. Inizia oggi stesso e sperimenta gli effetti positivi di una salute olistica del cervello.

Offerte aggiuntive gratuite in programma

Siamo lieti di potervi offrire in futuro materiali supplementari gratuiti per questo libro:

- Un capitolo bonus esclusivo con contenuti aggiuntivi
- Un riassunto compatto dell'intero libro in formato PDF
- Una versione radiodrammatica (In Programma)

La pubblicazione di questi materiali è prevista per 2025.
Vi invitiamo a visitare il nostro sito web già da oggi. Non appena il nostro servizio newsletter sarà attivo (previsto per 2025), potrete registrarvi per ricevere aggiornamenti e non perdere alcuna novità sulle offerte aggiuntive gratuite.

www.SaageBooks.com/it/
nutrizione_cerebrale_e_stile_di_vita-bonus-L3FFR3

Cari lettori,

Siamo profondamente onorati che abbiate dedicato del tempo a leggere il nostro libro dall'inizio alla fine. Il nostro più grande desiderio è fornirvi preziose intuizioni e una guida pratica. La vostra fiducia nel nostro lavoro significa molto per noi. Speriamo che la lettura sia stata arricchente per voi. Se avete domande o suggerimenti, non esitate a contattarci attraverso il nostro sito web.

Se avete apprezzato questo libro, gradiremmo molto una recensione onesta. Potete facilmente lasciare la vostra valutazione onesta sulla piattaforma di vendita dove avete acquistato il libro.
Grazie per il vostro supporto!

Bendis Saage

Saage Media GmbH - Squadra

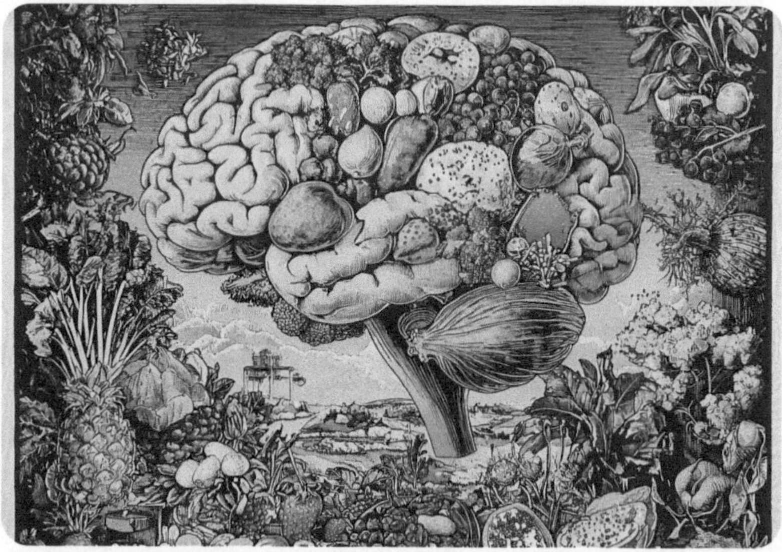

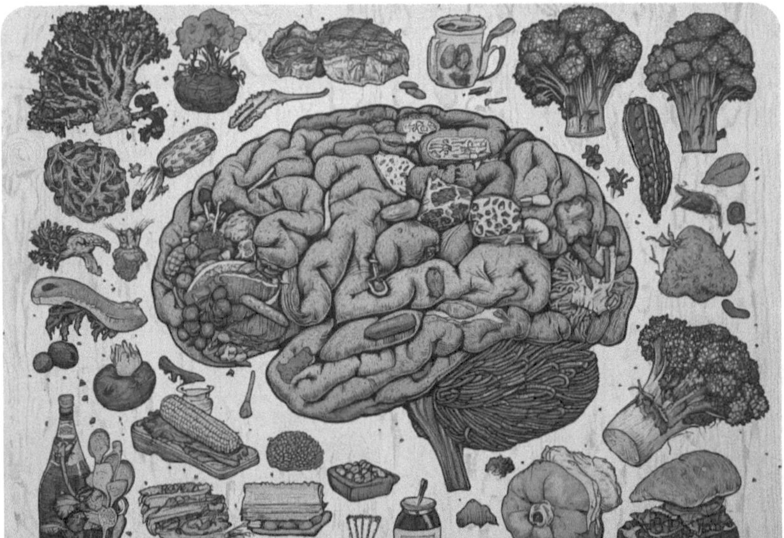

Fonti

I nostri sinceri ringraziamenti vanno a tutti gli autori delle fonti scientifiche e non scientifiche citate, ai gestori dei siti web referenziati e ai creatori delle immagini, grafiche e studi utilizzati, il cui prezioso lavoro ha contribuito alla creazione di questo libro.
Per ulteriori informazioni, ti consigliamo di visitare i siti web delle fonti. Se riscontri errori di mappatura o altre incongruenze, ti preghiamo di contattarci.

Tutte le fonti sono state consultate l'ultima volta il: 2025-02-14

[s1] - https://pmc.ncbi.nlm.nih.gov/articles/PMC2805706/

Autore:	Fernando Gómez-Pinilla	**Titolo:**	Brain foods: the effects of nutrients on brain function
di:	University of California at Los Angeles School of Medicine	**DOI:**	10.1038/nrn2421
Data:	2008 Jul	**Sito web:**	PubMed Central (PMC)
Editore:	Nature reviews. Neuroscience		

[s2] - https://pmc.ncbi.nlm.nih.gov/articles/PMC10083484/

Autore:	Seema Puri, Majida Shaheen, Bhanvi Grover	**Titolo:**	Nutrition and cognitive health: A life course approach
di:	University of Delhi	**DOI:**	10.3389/fpubh.2023.1023907
Data:	2023 Mar 27	**Sito web:**	PubMed Central (PMC)
Editore:	Frontiers in Public Health		

[s3] - https://pmc.ncbi.nlm.nih.gov/articles/PMC4981537/

Autore:	Sarah E Cusick, Michael K Georgieff	**Titolo:**	The Role of Nutrition in Brain Development: The Golden Opportunity of the "First 1000 Days"
di:	University of Minnesota School of Medicine	**DOI:**	10.1016/j.jpeds.2016.05.013
Data:	2016 Jun 3	**Sito web:**	PubMed Central (PMC)
Editore:	The Journal of pediatrics		

[s4] - https://pmc.ncbi.nlm.nih.gov/articles/PMC7828103/

Autore:	Kathrin Cohen Kadosh, Leilani Muhardi, Panam Parikh, Melissa Basso, Hamid Jan Jan Mohamed, Titis Prawitasari, Folake Samuel, Guansheng Ma, Jan M W Geurts	**Titolo:**	Nutritional Support of Neurodevelopment and Cognitive Function in Infants and Young Children—An Update and Novel Insights
DOI:	10.3390/nu13010199	**Data:**	2021 Jan 10
Sito web:	PubMed Central (PMC)	**Editore:**	Nutrients

[s5] - https://pmc.ncbi.nlm.nih.gov/articles/PMC8321864/

Autore:	Kirsten Berding, Klara Vlckova, Wolfgang Marx, Harriet Schellekens, Catherine Stanton, Gerard Clarke, Felice Jacka, Timothy G Dinan, John F Cryan	**Titolo:**	Diet and the Microbiota–Gut–Brain Axis: Sowing the Seeds of Good Mental Health
di:	National Center for Biotechnology Information (NCBI)	**DOI:**	10.1093/advances/nmaa181
Data:	2021 Mar 9	**Sito web:**	PubMed Central (PMC)
Editore:	Oxford University Press		

[s6] - https://pmc.ncbi.nlm.nih.gov/articles/PMC7019700/

Autore:	Anne-Laure Tardy, Etienne Pouteau, Daniel Marquez, Cansu Yilmaz, Andrew Scholey	**Titolo:**	Vitamins and Minerals for Energy, Fatigue and Cognition: A Narrative Review of the Biochemical and Clinical Evidence
di:	Sanofi Consumer Healthcare	**DOI:**	10.3390/nu12010228
Data:	2020 Jan 16	**Sito web:**	PubMed Central (PMC)
Editore:	Nutrients		

[s7] - https://pmc.ncbi.nlm.nih.gov/articles/PMC10083484/

Autore:	Seema Puri, Majida Shaheen, Bhanvi Grover	**Titolo:**	Nutrition and cognitive health: A life course approach
di:	Department of Food and Nutrition, Institute of Home Economics, University of Delhi, New Delhi, India	**DOI:**	10.3389/fpubh.2023.1023907
Data:	2023 Mar 27	**Sito web:**	PMC
Editore:	Frontiers in Public Health		

[s8] - https://pmc.ncbi.nlm.nih.gov/articles/PMC10255717/

Autore:	Magdalena Zielińska, Edyta Łuszczki, Katarzyna Dereń	**Titolo:**	Dietary Nutrient Deficiencies and Risk of Depression (Review Article 2018–2023)
di:	Institute of Health Sciences, College of Medical Sciences, University of Rzeszow	**DOI:**	10.3390/nu15112433
Data:	2023 May 23	**Sito web:**	PubMed Central (PMC)
Editore:	Nutrients		

[s9] - https://pmc.ncbi.nlm.nih.gov/articles/PMC2805706/

Autore:	Fernando Gómez-Pinilla	**Titolo:**	Brain foods: the effects of nutrients on brain function
di:	University of California at Los Angeles School of Medicine	**DOI:**	10.1038/nrn2421
Data:	2008 Jul	**Sito web:**	PubMed Central (PMC)
Editore:	Nature reviews. Neuroscience		

[s10] - https://pmc.ncbi.nlm.nih.gov/articles/PMC8839299/

Autore:	Marina Roberts, Terezie Tolar-Peterson, Abby Reynolds, Caitlin Wall, Nicole Reeder, Gina Rico Mendez	**Titolo:**	The Effects of Nutritional Interventions on the Cognitive Development of Preschool-Age Children: A Systematic Review
di:	Department of Food Science, Nutrition and Health Promotion, Mississippi State University; Social Science Research Center, Mississippi State University	**DOI:**	10.3390/nu14030532
Data:	2022 Jan 26	**Sito web:**	PubMed Central (PMC)
Editore:	Nutrients		

[s11] - https://pmc.ncbi.nlm.nih.gov/articles/PMC10255717/

Autore:	Magdalena Zielińska, Edyta Łuszczki, Katarzyna Dereń	**Titolo:**	Dietary Nutrient Deficiencies and Risk of Depression (Review Article 2018–2023)
di:	University of Rzeszow	**DOI:**	10.3390/nu15112433
Data:	2023 May 23	**Sito web:**	PubMed Central (PMC)
Editore:	Nutrients		

[s12] - https://pmc.ncbi.nlm.nih.gov/articles/PMC8839299/

Autore:	Marina Roberts, Terezie Tolar-Peterson, Abby Reynolds, Caitlin Wall, Nicole Reeder, Gina Rico Mendez	**Titolo:**	The Effects of Nutritional Interventions on the Cognitive Development of Preschool-Age Children: A Systematic Review
di:	Department of Food Science, Nutrition and Health Promotion, Mississippi State University; Social Science Research Center, Mississippi State University	**DOI:**	10.3390/nu14030532
Data:	2022 Jan 26	**Sito web:**	PubMed Central (PMC)
Editore:	Nutrients		

[s13] - https://pmc.ncbi.nlm.nih.gov/articles/PMC9710417/

Autore:	AYSHA KARIM KIANI, KRISTJANA DHULI, KEVIN DONATO, BARBARA AQUILANTI, VALERIA VELLUTI, GIUSEPPINA MATERA, AMERIGO IACONELLI, STEPHEN THADDEUS CONNELLY, FRANCESCO BELLINATO, PAOLO GISONDI, MATTEO BERTELLI	**Titolo:**	Main nutritional deficiencies
DOI:	10.15167/2421-4248/jpmh2022.63.2S3.2752	**Data:**	2022 Oct 17
Sito web:	PubMed Central (PMC)	**Editore:**	Journal of Preventive Medicine and Hygiene

[s14] - https://pmc.ncbi.nlm.nih.gov/articles/PMC9640361/

Autore:	Akanksha Likhar; Manoj S Patil	**Titolo:**	Importance of Maternal Nutrition in the First 1,000 Days of Life and Its Effects on Child Development: A Narrative Review
di:	Datta Meghe Institute of Medical Sciences (DMIMS)	**DOI:**	10.7759/cureus.30083
Data:	2022 Oct 8	**Sito web:**	PubMed Central (PMC)
Editore:	Cureus		

[s15] - https://pmc.ncbi.nlm.nih.gov/articles/PMC6949907/

Autore:	Katrina Beluska-Turkan, Renee Korczak, Beth Hartell, Kristin Moskal, Johanna Maukonen, Diane E Alexander, Norman Salem, Laura Harkness, Wafaa Ayad, Jacalyn Szaro, Kelly Zhang, Nalin Siriwardhana	**Titolo:**	Nutritional Gaps and Supplementation in the First 1000 Days
di:	Church & Dwight, Co., Inc.; Premier Nutrition, LLC; PearTree Nutrition, LLC; Dupont Nutrition & Biosciences; Kemin Industries, Inc.; DSM Nutritional Products	**DOI:**	10.3390/nu11122891
Data:	2019-11-27	**Sito web:**	PubMed Central (PMC)

[s16] - https://pmc.ncbi.nlm.nih.gov/articles/PMC10083484/

Autore:	Seema Puri, Majida Shaheen, Bhanvi Grover	**Titolo:**	Nutrition and cognitive health: A life course approach
di:	Department of Food and Nutrition, Institute of Home Economics, University of Delhi, New Delhi, India	**DOI:**	10.3389/fpubh.2023.1023907
Data:	2023 Mar 27	**Sito web:**	PubMed Central (PMC)
Editore:	Frontiers in Public Health		

[s17] - https://pmc.ncbi.nlm.nih.gov/articles/PMC3737458/

Autore:	Katie Adolphus, Clare L Lawton, Louise Dye	**Titolo:**	The effects of breakfast on behavior and academic performance in children and adolescents
di:	University of Leeds	**DOI:**	10.3389/fnhum.2013.00425
Data:	2013 Aug 8	**Sito web:**	PubMed Central (PMC)
Editore:	Frontiers in Human Neuroscience		

[s18] - https://pmc.ncbi.nlm.nih.gov/articles/PMC10490081/

Autore:	Masoud Heidari, Yalda Khodadadi Jokar, Shirin Madani, Sharifeh Shahi, Mohammad Sharif Shahi, Mohammad Goli	**Titolo:**	Influence of Food Type on Human Psychological–Behavioral Responses and Crime Reduction
di:	Islamic Azad University	**DOI:**	10.3390/nu15173715
Data:	2023 Aug 25	**Sito web:**	PubMed Central (PMC)
Editore:	MDPI		

[s19] - https://pmc.ncbi.nlm.nih.gov/articles/PMC7322666/

Autore:	Joseph Firth, James E Gangwisch, Alessandra Borsini, Robyn E Wootton, Emeran A Mayer	**Titolo:**	Food and mood: how do diet and nutrition affect mental wellbeing?
DOI:	10.1136/bmj.m2382	**Data:**	2020 Jun 29
Sito web:	PubMed Central (PMC)	**Editore:**	The BMJ

[s20] - https://pmc.ncbi.nlm.nih.gov/articles/PMC8321864/

Autore:	Kirsten Berding, Klara Vlckova, Wolfgang Marx, Harriet Schellekens, Catherine Stanton, Gerard Clarke, Felice Jacka, Timothy G Dinan, John F Cryan	**Titolo:**	Diet and the Microbiota–Gut–Brain Axis: Sowing the Seeds of Good Mental Health
di:	PMC (PubMed Central)	**DOI:**	10.1093/advances/nmaa181
Data:	2021 Mar 9	**Sito web:**	PMC (PubMed Central)
Editore:	Oxford University Press		

[s21] - https://pmc.ncbi.nlm.nih.gov/articles/PMC10083484/

Autore:	Seema Puri, Majida Shaheen, Bhanvi Grover	**Titolo:**	Nutrition and cognitive health: A life course approach
di:	University of Delhi	**DOI:**	10.3389/fpubh.2023.1023907
Data:	2023 Mar 27	**Sito web:**	PubMed Central (PMC)
Editore:	Frontiers in Public Health		

[s22] - https://pmc.ncbi.nlm.nih.gov/articles/PMC2805706/

Autore:	Fernando Gómez-Pinilla	**Titolo:**	Brain foods: the effects of nutrients on brain function
di:	University of California at Los Angeles School of Medicine	**DOI:**	10.1038/nrn2421
Data:	2008 Jul	**Sito web:**	PubMed Central (PMC)
Editore:	Nature reviews. Neuroscience		

[s23] - https://pmc.ncbi.nlm.nih.gov/articles/PMC6170050/

Autore:	Laura Lachance, Drew Ramsey	**Titolo:**	Food, Mood, and Brain Health: Implications for the Modern Clinician
di:	University of Toronto, Columbia University College of Physicians and Surgeons	**Data:**	2015 Mar-Apr
Sito web:	PubMed Central (PMC)	**Editore:**	Missouri Medicine

[s24] - https://pmc.ncbi.nlm.nih.gov/articles/PMC8470960/

Autore:	Jip Gudden, Alejandro Arias Vasquez, Mirjam Bloemendaal	**Titolo:**	The Effects of Intermittent Fasting on Brain and Cognitive Function
di:	Radboud University Medical Center	**DOI:**	10.3390/nu13093166
Data:	2021 Sep 10	**Sito web:**	PubMed Central (PMC)
Editore:	Nutrients		

[s25] - https://pmc.ncbi.nlm.nih.gov/articles/PMC7322666/

Autore:	Joseph Firth, James E Gangwisch, Alessandra Borsini, Robyn E Wootton, Emeran A Mayer	**Titolo:**	Food and mood: how do diet and nutrition affect mental wellbeing?
DOI:	10.1136/bmj.m2382	**Data:**	2020 Jun 29
Sito web:	PubMed Central (PMC)	**Editore:**	The BMJ

[s26] - https://pmc.ncbi.nlm.nih.gov/articles/PMC2805706/

Autore:	Fernando Gómez-Pinilla	**Titolo:**	Brain foods: the effects of nutrients on brain function
di:	University of California at Los Angeles School of Medicine	**DOI:**	10.1038/nrn2421
Data:	2008 Jul	**Sito web:**	PubMed Central (PMC)
Editore:	Nature reviews. Neuroscience		

[s27] - https://pmc.ncbi.nlm.nih.gov/articles/PMC7019700/

Autore:	Anne-Laure Tardy, Etienne Pouteau, Daniel Marquez, Cansu Yilmaz, Andrew Scholey	**Titolo:**	Vitamins and Minerals for Energy, Fatigue and Cognition: A Narrative Review of the Biochemical and Clinical Evidence
di:	Sanofi Consumer Healthcare, Centre for Human Psychopharmacology, Swinburne University	**DOI:**	10.3390/nu12010228
Data:	2020 Jan 16	**Sito web:**	PubMed Central (PMC)
Editore:	Nutrients		

[s28] - https://pmc.ncbi.nlm.nih.gov/articles/PMC9182711/

Autore:	Nicole E Marshall, Barbara Abrams, Linda A Barbour, Patrick Catalano, Parul Christian, Jacob E Friedman, William W Hay, Maria L Hernandez, Nancy F Krebs, Emily Oken, Michelle D Purnell, James M Roberts, Saima Soltani, Janice M Wallace, Elizabeth J Thornburg	**Titolo:**	The importance of nutrition in pregnancy and lactation: lifelong consequences
di:	National Center for Biotechnology Information	**Sito web:**	PMC (PubMed Central)

[s29] - https://www.nia.nih.gov/health/healthy-aging/what-do-we-know-about-healthy-aging

Titolo:	What Do We Know About Healthy Aging?	**di:**	National Institute on Aging (NIA)
Sito web:	National Institute on Aging	**Editore:**	National Institutes of Health (NIH)

[s30] - https://pmc.ncbi.nlm.nih.gov/articles/PMC10083484/

Autore:	Seema Puri, Majida Shaheen, Bhanvi Grover	**Titolo:**	Nutrition and cognitive health: A life course approach
di:	Department of Food and Nutrition, Institute of Home Economics, University of Delhi, New Delhi, India	**DOI:**	10.3389/fpubh.2023.1023907
Data:	2023 Mar 27	**Sito web:**	PubMed Central (PMC)
Editore:	Frontiers in Public Health		

[s31] - https://pmc.ncbi.nlm.nih.gov/articles/PMC7982519/

Autore:	Maurizio Muscaritoli	**Titolo:**	The Impact of Nutrients on Mental Health and Well-Being: Insights From the Literature
DOI:	10.3389/fnut.2021.656290	**Data:**	2021 Mar 8
Sito web:	PubMed Central (PMC)	**Editore:**	Frontiers in Nutrition

[s32] - https://pmc.ncbi.nlm.nih.gov/articles/PMC2805706/

Autore:	Fernando Gómez-Pinilla	**Titolo:**	Brain foods: the effects of nutrients on brain function
di:	University of California at Los Angeles School of Medicine	**DOI:**	10.1038/nrn2421
Data:	2008 Jul	**Sito web:**	PubMed Central (PMC)
Editore:	Nature reviews. Neuroscience		

[s33] - https://pmc.ncbi.nlm.nih.gov/articles/PMC6170050/

Autore:	Laura Lachance, Drew Ramsey	**Titolo:**	Food, Mood, and Brain Health: Implications for the Modern Clinician
di:	University of Toronto, Columbia University College of Physicians and Surgeons	**Data:**	2015 Mar-Apr
Sito web:	PubMed Central (PMC)	**Editore:**	Missouri Medicine

[s34] - https://pmc.ncbi.nlm.nih.gov/articles/PMC8321864/

Autore:	Kirsten Berding, Klara Vlckova, Wolfgang Marx, Harriet Schellekens, Catherine Stanton, Gerard Clarke, Felice Jacka, Timothy G Dinan, John F Cryan	**Titolo:**	Diet and the Microbiota–Gut–Brain Axis: Sowing the Seeds of Good Mental Health
DOI:	10.1093/advances/nmaa181	**Data:**	2021 Mar 9
Sito web:	PubMed Central (PMC)		

[s35] - https://www.nia.nih.gov/health/healthy-aging/what-do-we-know-about-healthy-aging

Titolo:	What Do We Know About Healthy Aging?	**di:**	National Institute on Aging (NIA)
Sito web:	National Institute on Aging	**Editore:**	National Institutes of Health (NIH)

[s36] - https://pmc.ncbi.nlm.nih.gov/articles/PMC10490081/

Autore:	Masoud Heidari, Yalda Khodadadi Jokar, Shirin Madani, Sharifeh Shahi, Mohammad Sharif Shahi, Mohammad Goli	**Titolo:**	Influence of Food Type on Human Psychological–Behavioral Responses and Crime Reduction
di:	Islamic Azad University	**DOI:**	10.3390/nu15173715
Data:	2023 Aug 25	**Sito web:**	PubMed Central (PMC)
Editore:	MDPI		

[s37] - https://pmc.ncbi.nlm.nih.gov/articles/PMC7322666/

Autore:	Joseph Firth, James E Gangwisch, Alessandra Borsini, Robyn E Wootton, Emeran A Mayer	**Titolo:**	Food and mood: how do diet and nutrition affect mental wellbeing?
DOI:	10.1136/bmj.m2382	**Data:**	2020 Jun 29
Sito web:	PubMed Central (PMC)	**Editore:**	The BMJ

[s38] - https://pmc.ncbi.nlm.nih.gov/articles/PMC4728667/

Autore:	Trisha A Jenkins, Jason C D Nguyen, Kate E Polglaze, Paul P Bertrand	**Titolo:**	Influence of Tryptophan and Serotonin on Mood and Cognition with a Possible Role of the Gut-Brain Axis
di:	RMIT University; University of New South Wales	**DOI:**	10.3390/nu8010056
Data:	2016 Jan 20	**Sito web:**	PubMed Central (PMC)
Editore:	Nutrients		

[s39] - https://www.nia.nih.gov/health/brain-health/cognitive-health-and-older-adults

Titolo:	Cognitive Health and Older Adults	**di:**	National Institute on Aging (NIA)
Sito web:	National Institute on Aging		

[s40] - https://pmc.ncbi.nlm.nih.gov/articles/PMC8321864/

Autore:	Kirsten Berding, Klara Vlckova, Wolfgang Marx, Harriet Schellekens, Catherine Stanton, Gerard Clarke, Felice Jacka, Timothy G Dinan, John F Cryan	**Titolo:**	Diet and the Microbiota–Gut–Brain Axis: Sowing the Seeds of Good Mental Health
di:	APC Microbiome Ireland, Cork, Ireland; Deakin University, iMPACT – the Institute for Mental and Physical Health and Clinical Translation, Food & Mood Centre, School of Medicine, Barwon Health, Geelong, VIC, Australia; Department of Anatomy and Neuroscience, University College Cork, Cork, Ireland; Teagasc Food Research Centre, Moorepark, Fermoy, Cork, Ireland; Department of Psychiatry and Neurobehavioural Sciences, University College Cork, Cork, Ireland; Centre for Adolescent Health, Murdoch Children's Research Institute, Parkville, VIC, Australia; Black Dog Institute, Randwick, NSW, Australia; College of Public Health, Medical & Veterinary Sciences, James Cook University, Douglas, QLD, Australia	**DOI:**	10.1093/advances/nmaa181
Data:	2021 Mar 9	**Sito web:**	PMC

[s41] - https://pmc.ncbi.nlm.nih.gov/articles/PMC7019700/

Autore:	Anne-Laure Tardy, Etienne Pouteau, Daniel Marquez, Cansu Yilmaz, Andrew Scholey	**Titolo:**	Vitamins and Minerals for Energy, Fatigue and Cognition: A Narrative Review of the Biochemical and Clinical Evidence
di:	Sanofi Consumer Healthcare, Swinburne University	**DOI:**	10.3390/nu12010228
Data:	2020 Jan 16	**Sito web:**	PubMed Central (PMC)
Editore:	Nutrients		

[s42] - https://www.nhlbi.nih.gov/health/heart/physical-activity/benefits

Titolo:	Physical Activity and Your Heart - Benefits	**di:**	NHLBI, NIH
Sito web:	nhlbi.nih.gov	**Editore:**	National Heart, Lung, and Blood Institute (NHLBI)

[s43] - https://pmc.ncbi.nlm.nih.gov/articles/PMC5934999/

Autore:	Laura Mandolesi, Arianna Polverino, Simone Montuori, Francesca Foti, Giampaolo Ferraioli, Pierpaolo Sorrentino, Giuseppe Sorrentino	**Titolo:**	Effects of Physical Exercise on Cognitive Functioning and Wellbeing: Biological and Psychological Benefits
di:	PubMed Central (PMC)	**DOI:**	10.3389/fpsyg.2018.00509
Data:	2018 Apr 27	**Sito web:**	pmc.ncbi.nlm.nih.gov
Editore:	Frontiers in Psychology		

[s44] - https://pmc.ncbi.nlm.nih.gov/articles/PMC3951958/
Autore: Fernando Gomez-Pinilla, Charles Hillman **Titolo:** The Influence of Exercise on Cognitive Abilities
DOI: 10.1002/cphy.c110063 **Data:** 2013 Jan
Sito web: PubMed Central (PMC) **Editore:** Comprehensive Physiology

---

[s45] - https://pmc.ncbi.nlm.nih.gov/articles/PMC6367881/
Autore: James M Rippe **Titolo:** Lifestyle Medicine: The Health Promoting Power of Daily Habits and Practices
di: Rippe Lifestyle Institute, Shrewsbury, Massachusetts **DOI:** 10.1177/1559827618785554
Data: 2018 Jul 20 **Sito web:** PubMed Central (PMC)
Editore: American Journal of Lifestyle Medicine

[s46] - https://pmc.ncbi.nlm.nih.gov/articles/PMC5934999/
Autore: Laura Mandolesi, Arianna Polverino, Simone Montuori, Francesca Foti, Giampaolo Ferraioli, Pierpaolo Sorrentino, Giuseppe Sorrentino **Titolo:** Effects of Physical Exercise on Cognitive Functioning and Wellbeing: Biological and Psychological Benefits
DOI: 10.3389/fpsyg.2018.00509 **Data:** 2018 Apr 27
Sito web: PubMed Central (PMC) **Editore:** Frontiers in Psychology

---

[s47] - https://pmc.ncbi.nlm.nih.gov/articles/PMC3951958/
Autore: Fernando Gomez-Pinilla, Charles Hillman **Titolo:** The Influence of Exercise on Cognitive Abilities
di: UCLA Brain Injury Research Center, University of Illinois at Urbana-Champaign **DOI:** 10.1002/cphy.c110063
Data: 2013 Jan **Sito web:** PubMed Central (PMC)
Editore: Comprehensive Physiology

[s48] - https://pmc.ncbi.nlm.nih.gov/articles/PMC7858023/
Autore: Claudio Di Lorito, Annabelle Long, Adrian Byrne, Rowan H Harwood, John RF Gladman, Stefan Schneider, Pip Logan, Alessandro Bosco, Veronika van der Wardt **Titolo:** Exercise interventions for older adults: A systematic review of meta-analyses
di: University of Nottingham, German Sport University, Philipps-Universität Marburg **DOI:** 10.1016/j.jshs.2020.06.003
Data: 2020 Jun 7 **Sito web:** PubMed Central (PMC)

[s49] - https://pmc.ncbi.nlm.nih.gov/articles/PMC4408745/
Autore: Paul J Arciero, Vincent J Miller, Emery Ward **Titolo:** Performance Enhancing Diets and the PRISE Protocol to Optimize Athletic Performance
di: Skidmore College; A. T. Still University **DOI:** 10.1155/2015/715859
Data: 2015 Apr 20 **Sito web:** PubMed Central (PMC)
Editore: Journal of Nutrition and Metabolism

[s50] - https://pmc.ncbi.nlm.nih.gov/articles/PMC3951958/

Autore:	Fernando Gomez-Pinilla, Charles Hillman	**Titolo:**	The Influence of Exercise on Cognitive Abilities
DOI:	10.1002/cphy.c110063	**Data:**	2013 Jan
Sito web:	PubMed Central (PMC)	**Editore:**	Comprehensive Physiology

[s51] - https://pmc.ncbi.nlm.nih.gov/articles/PMC7219460/

Autore:	Christine E Cherpak	**Titolo:**	Mindful Eating: A Review Of How The Stress-Digestion-Mindfulness Triad May Modulate And Improve Gastrointestinal And Digestive Function
di:	Maryland University of Integrative Health	**Data:**	2019 Aug
Sito web:	PubMed Central (PMC)	**Editore:**	Integrative Medicine: A Clinician's Journal

[s52] - https://pmc.ncbi.nlm.nih.gov/articles/PMC11223451/

Autore:	Dev Desai, Jekee Patel, Falak Saiyed, Himarshi Upadhyay, Prashant Kariya, Jitendra Patel	**Titolo:**	A Literature Review on Holistic Well-Being and Dopamine Fasting: An Integrated Approach
di:	National Library of Medicine (NLM), National Institutes of Health (NIH)	**DOI:**	10.7759/cureus.61643
Data:	2024 Jun 4	**Sito web:**	PubMed Central (PMC)
Editore:	Cureus		

[s53] - https://pmc.ncbi.nlm.nih.gov/articles/PMC7647439/

Autore:	Zev Schuman-Olivier, Marcelo Trombka, David A Lovas, Judson A Brewer, David R Vago, Richa Gawande, Julie P Dunne, Sara W Lazar, Eric B Loucks, Carl Fulwiler	**Titolo:**	Mindfulness and Behavior Change
DOI:	10.1097/HRP.0000000000000277	**Data:**	2020 Nov 6
Sito web:	PMC (PubMed Central)	**Editore:**	Harvard Review of Psychiatry

[s54] - https://pmc.ncbi.nlm.nih.gov/articles/PMC10229855/

Autore:	Ingunn Hagen, Solbjørg Skjelstad, Usha Sidana Nayar	**Titolo:**	Promoting mental health and wellbeing in schools: the impact of yoga on young people's relaxation and stress levels
di:	Norwegian University of Science and Technology (NTNU), Tata Institute of Social Sciences (TISS)	**DOI:**	10.3389/fpsyg.2023.1083028
Data:	2023 May 17	**Sito web:**	PubMed Central (PMC)
Editore:	Frontiers in Psychology		

[s55] - https://pmc.ncbi.nlm.nih.gov/articles/PMC3193654/

Autore:	Catherine Woodyard	**Titolo:**	Exploring the therapeutic effects of yoga and its ability to increase quality of life
di:	The University of Mississippi	**DOI:**	10.4103/0973-6131.85485
Data:	2011 Jul-Dec	**Sito web:**	PubMed Central (PMC)
Editore:	International Journal of Yoga		

[s56] - https://pmc.ncbi.nlm.nih.gov/articles/PMC10741869/

Autore:	Tanya G K Bentley, Gina D'Andrea-Penna, Marina Rakic, Nick Arce, Michelle LaFaille, Rachel Berman, Katie Cooley, Preston Sprimont	**Titolo:**	Breathing Practices for Stress and Anxiety Reduction: Conceptual Framework of Implementation Guidelines Based on a Systematic Review of the Published Literature
di:	Health and Human Performance Foundation; University of California San Diego; California State University Fullerton	**DOI:**	10.3390/brainsci13121612
Data:	2023 Nov 21	**Sito web:**	PubMed Central (PMC)
Editore:	Brain Sciences		

[s57] - https://pmc.ncbi.nlm.nih.gov/articles/PMC10355843/

Autore:	Aneeque Jamil, Sai Dheeraj Gutlapalli, Marya Ali, Mrinal J P Oble, Shamsun Nahar Sonia, Sherie George, Srushti R Shahi, Zahra Ali, Abdelrahman Abaza, Lubna Mohammed	**Titolo:**	Meditation and Its Mental and Physical Health Benefits in 2023
di:	California Institute of Behavioral Neurosciences & Psychology	**DOI:**	10.7759/cureus.40650
Data:	2023 Jun 19	**Sito web:**	PubMed Central (PMC)
Editore:	Cureus		

[s58] - https://pmc.ncbi.nlm.nih.gov/articles/PMC6015474/

Autore:	Gaël Chételat, Antoine Lutz, Eider Arenaza-Urquijo, Fabienne Collette, Olga Klimecki, Natalie Marchant	**Titolo:**	Why could meditation practice help promote mental health and well-being in aging?
di:	Inserm UMR-S U1237, Université de Caen-Normandie, GIP Cyceron; Lyon Neuroscience Research Center INSERM U1028, CNRS UMR5292, Lyon 1 University; GIGA-CRC in Vivo Imaging, University of Liège; Psychology and Neuroscience of Cognition, University of Liège; Fund for Scientific Research FNRS; Swiss Center for Affective Sciences, Department of Medicine and Department of Psychology, University of Geneva; University College London, Division of Psychiatry	**DOI:**	10.1186/s13195-018-0388-5
Data:	2018 Jun 22	**Sito web:**	PubMed Central (PMC)
Editore:	Alzheimer's Research & Therapy		

[s59] - https://pmc.ncbi.nlm.nih.gov/articles/PMC6312586/

Autore:	Anna Lardone, Marianna Liparoti, Pierpaolo Sorrentino, Rosaria Rucco, Francesca Jacini, Arianna Polverino, Roberta Minino, Matteo Pesoli, Fabio Baselice, Antonietta Sorriso, Giampaolo Ferraioli, Giuseppe Sorrentino, Laura Mandolesi	**Titolo:**	Mindfulness Meditation Is Related to Long-Lasting Changes in Hippocampal Functional Topology during Resting State: A Magnetoencephalography Study
di:	University of Naples "Parthenope", CNR, IRCCS Santa Lucia Foundation	**DOI:**	10.1155/2018/5340717
Data:	2018 Dec 18	**Sito web:**	PubMed Central (PMC)
Editore:	Neural Plasticity		

[s60] - https://pmc.ncbi.nlm.nih.gov/articles/PMC10083484/

Autore:	Seema Puri, Majida Shaheen, Bhanvi Grover	**Titolo:**	Nutrition and cognitive health: A life course approach
di:	Department of Food and Nutrition, Institute of Home Economics, University of Delhi, New Delhi, India	**DOI:**	10.3389/fpubh.2023.1023907
Data:	2023 Mar 27	**Sito web:**	PubMed Central (PMC)
Editore:	Frontiers in Public Health		

[s61] - https://pmc.ncbi.nlm.nih.gov/articles/PMC4849169/

Autore:	Martha Clare Morris	**Titolo:**	Nutrition and risk of dementia: overview and methodological issues
di:	Rush University	**DOI:**	10.1111/nyas.13047
Data:	2016 Mar	**Sito web:**	PubMed Central (PMC)
Editore:	Annals of the New York Academy of Sciences		

[s62] - https://pmc.ncbi.nlm.nih.gov/articles/PMC9824801/

Autore:	Monika Fekete, Zsofia Szarvas, Vince Fazekas-Pongor, Agnes Feher, Tamas Csipo, Judit Forrai, Norbert Dosa, Anna Peterfi, Andrea Lehoczki, Stefano Tarantini, Janos Tamas Varga	**Titolo:**	Nutrition Strategies Promoting Healthy Aging: From Improvement of Cardiovascular and Brain Health to Prevention of Age-Associated Diseases
di:	Semmelweis University, The University of Oklahoma Health Sciences Center, Peggy and Charles Stephenson Oklahoma Cancer Center	**DOI:**	10.3390/nu15010047
Data:	2022 Dec 22	**Sito web:**	PubMed Central (PMC)
Editore:	Nutrients		

[s63] - https://pmc.ncbi.nlm.nih.gov/articles/PMC9805113/

Autore:	Rei Otsuka	**Titolo:**	Diet, nutrition, and cognitive function: A narrative review of Japanese longitudinal studies
di:	National Center for Geriatrics and Gerontology	**DOI:**	10.1111/ggi.14463
Data:	2022 Aug 24	**Sito web:**	PubMed Central (PMC)
Editore:	Geriatrics & Gerontology International		

[s64] - https://pmc.ncbi.nlm.nih.gov/articles/PMC8470960/

Autore:	Jip Gudden, Alejandro Arias Vasquez, Mirjam Bloemendaal	**Titolo:**	The Effects of Intermittent Fasting on Brain and Cognitive Function
di:	Radboud University Medical Center	**DOI:**	10.3390/nu13093166
Data:	2021 Sep 10	**Sito web:**	PubMed Central (PMC)
Editore:	Nutrients		

[s65] - https://pmc.ncbi.nlm.nih.gov/articles/PMC9441951/

Autore:	Mateusz Grajek, Karolina Krupa-Kotara, Agnieszka Białek-Dratwa, Karolina Sobczyk, Martina Grot, Oskar Kowalski, Wiktoria Staśkiewicz	**Titolo:**	Nutrition and mental health: A review of current knowledge about the impact of diet on mental health
di:	Medical University of Silesia in Katowice, Katowice, Poland	**DOI:**	10.3389/fnut.2022.943998
Data:	2022 Aug 22	**Sito web:**	PubMed Central (PMC)
Editore:	Frontiers in Nutrition		

[s66] - https://pmc.ncbi.nlm.nih.gov/articles/PMC9903079/

Autore:	Amira Kassis, Marie-Claire Fichot, Marie-Noelle Horcajada, Astrid M H Horstman, Peter Duncan, Gabriela Bergonzelli, Nicolas Preitner, Diane Zimmermann, Nabil Bosco, Karine Vidal, Laurence Donato-Capel	**Titolo:**	Nutritional and lifestyle management of the aging journey: A narrative review
di:	Nestlé Research, Société des Produits Nestlé S.A.	**DOI:**	10.3389/fnut.2022.1087505
Data:	2023 Jan 24	**Sito web:**	PubMed Central (PMC)
Editore:	Frontiers in Nutrition		

[s67] - https://pmc.ncbi.nlm.nih.gov/articles/PMC5934999/

Autore:	Laura Mandolesi, Arianna Polverino, Simone Montuori, Francesca Foti, Giampaolo Ferraioli, Pierpaolo Sorrentino, Giuseppe Sorrentino	**Titolo:**	Effects of Physical Exercise on Cognitive Functioning and Wellbeing: Biological and Psychological Benefits
di:	Parthenope University of Naples	**DOI:**	10.3389/fpsyg.2018.00509
Data:	2018 Apr 27	**Sito web:**	PubMed Central (PMC)
Editore:	Frontiers in Psychology		

[s68] - https://pmc.ncbi.nlm.nih.gov/articles/PMC9824801/

Autore:	Monika Fekete, Zsofia Szarvas, Vince Fazekas-Pongor, Agnes Feher, Tamas Csipo, Judit Forrai, Norbert Dosa, Anna Peterfi, Andrea Lehoczki, Stefano Tarantini, Janos Tamas Varga	**Titolo:**	Nutrition Strategies Promoting Healthy Aging: From Improvement of Cardiovascular and Brain Health to Prevention of Age-Associated Diseases
di:	Semmelweis University, The University of Oklahoma Health Sciences Center, National Institute for Haematology and Infectious Diseases, South Pest Central Hospital	**DOI:**	10.3390/nu15010047
Data:	2022 Dec 22	**Sito web:**	PubMed Central (PMC)
Editore:	Nutrients		

[s69] - https://pmc.ncbi.nlm.nih.gov/articles/PMC10083484/

Autore:	Seema Puri, Majida Shaheen, Bhanvi Grover	**Titolo:**	Nutrition and cognitive health: A life course approach
di:	University of Delhi	**DOI:**	10.3389/fpubh.2023.1023907
Data:	2023 Mar 27	**Sito web:**	PubMed Central (PMC)
Editore:	Frontiers in Public Health		

[s70] - https://pmc.ncbi.nlm.nih.gov/articles/PMC7772186/

Autore:	Silvia Fostinelli, Ramona De Amicis, Alessandro Leone, Valentina Giustizieri, Giuliano Binetti, Simona Bertoli, Alberto Battezzati, Stefano F Cappa	**Titolo:**	Eating Behavior in Aging and Dementia: The Need for a Comprehensive Assessment
di:	Molecular Markers Laboratory, IRCCS Istituto Centro San Giovanni di Dio Fatebenefratelli, Brescia, Italy; Department of Food, Environmental and Nutritional Sciences, International Center for the Assessment of Nutritional Status, University of Milan, Milan, Italy; Memory Clinic, IRCCS Istituto Centro San Giovanni di Dio Fatebenefratelli, Brescia, Italy; Department of Endocrine and Metabolic Diseases, IRCCS Istituto Auxologico Italiano, Obesity Unit and Laboratory of Nutrition and Obesity Research, Milan, Italy; University School for Advanced Studies, Pavia, Italy; IRCCS Mondino Foundation, Pavia, Italy	**DOI:**	10.3389/fnut.2020.604488
Data:	2020 Dec 16	**Sito web:**	PubMed Central (PMC)
Editore:	Frontiers in Nutrition		

[s71] - https://pmc.ncbi.nlm.nih.gov/articles/PMC9805113/

Autore:	Rei Otsuka	**Titolo:**	Diet, nutrition, and cognitive function: A narrative review of Japanese longitudinal studies
di:	National Center for Geriatrics and Gerontology	**DOI:**	10.1111/ggi.14463
Data:	2022 Aug 24	**Sito web:**	PubMed Central (PMC)
Editore:	Geriatrics & Gerontology International		

[s72] - https://pmc.ncbi.nlm.nih.gov/articles/PMC5934999/

Autore:	Laura Mandolesi, Arianna Polverino, Simone Montuori, Francesca Foti, Giampaolo Ferraioli, Pierpaolo Sorrentino, Giuseppe Sorrentino	**Titolo:**	Effects of Physical Exercise on Cognitive Functioning and Wellbeing: Biological and Psychological Benefits
di:	PubMed Central (PMC)	**DOI:**	10.3389/fpsyg.2018.00509
Data:	2018 Apr 27	**Sito web:**	PMC
Editore:	Frontiers in Psychology		

[s73] - https://pmc.ncbi.nlm.nih.gov/articles/PMC9648488/

Autore:	Priya Rangan, Fleur Lobo, Edoardo Parrella, Nicolas Rochette, Marco Morselli, Terri-Leigh Stephen, Anna Laura Cremonini, Luca Tagliafico, Angelica Persia, Irene Caffa, Fiammetta Monacelli, Patrizio Odetti, Tommaso Bonfiglio, Alessio Nencioni, Martina Pigliautile, Virginia Boccardi, Patrizia Mecocci, Christian J Pike, Pinchas Cohen, Mary Jo LaDu, Matteo Pellegrini, Kyle Xia, Katelynn Tran, Brandon Ann, Dolly Chowdhury, Valter D Longo	**Titolo:**	Fasting-mimicking diet cycles reduce neuroinflammation to attenuate cognitive decline in Alzheimer's models
DOI:	10.1016/j.celrep.2022.111417	**Data:**	2022 Sep 27
Sito web:	PubMed Central (PMC)	**Editore:**	Cell reports

[s74] - https://pmc.ncbi.nlm.nih.gov/articles/PMC6787147/

Autore:	Jacobo Mintzer, Keaveny Anne Donovan, Arianne Zokas Kindy, Sarah Lenz Lock, Lindsay R Chura, Nicholas Barracca	**Titolo:**	Lifestyle Choices and Brain Health
di:	Roper Saint Francis Research and Innovation Center, Ralph H. Johnson VA Medical Center, AARP, Global Council on Brain Health	**DOI:**	10.3389/fmed.2019.00204
Data:	2019 Oct 4	**Sito web:**	PubMed Central (PMC)
Editore:	Frontiers in Medicine		

[s75] - https://pmc.ncbi.nlm.nih.gov/articles/PMC10083484/

Autore:	Seema Puri, Majida Shaheen, Bhanvi Grover	**Titolo:**	Nutrition and cognitive health: A life course approach
di:	Department of Food and Nutrition, Institute of Home Economics, University of Delhi, New Delhi, India	**DOI:**	10.3389/fpubh.2023.1023907
Data:	2023 Mar 27	**Sito web:**	PubMed Central (PMC)
Editore:	Frontiers in Public Health		

[s76] - https://pmc.ncbi.nlm.nih.gov/articles/PMC5934999/

Autore:	Laura Mandolesi, Arianna Polverino, Simone Montuori, Francesca Foti, Giampaolo Ferraioli, Pierpaolo Sorrentino, Giuseppe Sorrentino	**Titolo:**	Effects of Physical Exercise on Cognitive Functioning and Wellbeing: Biological and Psychological Benefits
DOI:	10.3389/fpsyg.2018.00509	**Data:**	2018 Apr 27
Sito web:	PubMed Central (PMC)	**Editore:**	Frontiers in Psychology

[s77] - https://pmc.ncbi.nlm.nih.gov/articles/PMC10418716/

Autore:	Lina Begdache, Rani Marhaba	**Titolo:**	Bioactive Compounds for Customized Brain Health: What Are We and Where Should We Be Heading?
di:	Binghamton University, SUNY Upstate Medical University	**DOI:**	10.3390/ijerph20156518
Data:	2023 Aug 3	**Sito web:**	PubMed Central (PMC)

[s78] - https://pmc.ncbi.nlm.nih.gov/articles/PMC9824801/

Autore:	Monika Fekete, Zsofia Szarvas, Vince Fazekas-Pongor, Agnes Feher, Tamas Csipo, Judit Forrai, Norbert Dosa, Anna Peterfi, Andrea Lehoczki, Stefano Tarantini, Janos Tamas Varga	**Titolo:**	Nutrition Strategies Promoting Healthy Aging: From Improvement of Cardiovascular and Brain Health to Prevention of Age-Associated Diseases
di:	Semmelweis University, National Institute for Haematology and Infectious Diseases, South Pest Central Hospital, The University of Oklahoma Health Sciences Center, Peggy and Charles Stephenson Oklahoma Cancer Center	**DOI:**	10.3390/nu15010047
Data:	2022 Dec 22	**Sito web:**	PubMed Central (PMC)
Editore:	Nutrients		

[s79] - https://pmc.ncbi.nlm.nih.gov/articles/PMC8470960/

Autore:	Jip Gudden, Alejandro Arias Vasquez, Mirjam Bloemendaal	**Titolo:**	The Effects of Intermittent Fasting on Brain and Cognitive Function
di:	Radboud University Medical Center	**DOI:**	10.3390/nu13093166
Data:	2021 Sep 10	**Sito web:**	PubMed Central (PMC)
Editore:	Nutrients		

[s80] - https://pmc.ncbi.nlm.nih.gov/articles/PMC9490697/

Autore:	Lasse Brandt, Shuyan Liu, Christine Heim, Andreas Heinz	**Titolo:**	The effects of social isolation stress and discrimination on mental health
di:	Department of Psychiatry and Psychotherapy, Charité – Universitä tsmedizin Berlin (Campus Charité Mitte), Berlin, Germany; Department of Medical Psychology, Charité – Universitätsmedizin Berlin (Campus Charité Mitte), Berlin, Germany	**DOI:**	10.1038/s41398-022-02178-4
Data:	2022 Sep 21	**Sito web:**	PubMed Central (PMC)
Editore:	Translational Psychiatry		

[s81] - https://pmc.ncbi.nlm.nih.gov/articles/PMC8846417/

Autore:	Sophia Weiner-Light, Katherine P Rankin, Serggio Lanata, Katherine L Possin, Daniel Dohan, Alissa Bernstein Sideman	**Titolo:**	The Role of Spirituality in Conceptualizations of Health Maintenance and Healthy Aging Among Latin American Immigrants
di:	University of California, San Francisco; Northwestern University Feinberg School of Medicine; Trinity College Dublin	**DOI:**	10.1016/j.jagp.2021.04.017
Data:	2021 May 5	**Sito web:**	PubMed Central (PMC)

[s82] - https://pmc.ncbi.nlm.nih.gov/articles/PMC7071223/

Autore:	Hellas Cena, Philip C Calder	**Titolo:**	Defining a Healthy Diet: Evidence for the Role of Contemporary Dietary Patterns in Health and Disease
di:	University of Pavia, University of Southampton, NIHR Southampton Biomedical Research Centre, University Hospital Southampton NHS Foundation Trust	**DOI:**	10.3390/nu12020334
Data:	2020 Jan 27	**Sito web:**	PubMed Central (PMC)
Editore:	Nutrients		

[s83] - https://pmc.ncbi.nlm.nih.gov/articles/PMC10083484/

Autore:	Seema Puri, Majida Shaheen, Bhanvi Grover	**Titolo:**	Nutrition and cognitive health: A life course approach
di:	University of Delhi	**DOI:**	10.3389/fpubh.2023.1023907
Data:	2023 Mar 27	**Sito web:**	PubMed Central (PMC)
Editore:	Frontiers in Public Health		

[s84] - https://pmc.ncbi.nlm.nih.gov/articles/PMC6367881/

Autore:	James M Rippe	**Titolo:**	Lifestyle Medicine: The Health Promoting Power of Daily Habits and Practices
di:	Rippe Lifestyle Institute, Shrewsbury, Massachusetts	**DOI:**	10.1177/1559827618785554
Data:	2018 Jul 20	**Sito web:**	PubMed Central (PMC)
Editore:	American Journal of Lifestyle Medicine		

[s85] - https://pmc.ncbi.nlm.nih.gov/articles/PMC5934999/

Autore:	Laura Mandolesi, Arianna Polverino, Simone Montuori, Francesca Foti, Giampaolo Ferraioli, Pierpaolo Sorrentino, Giuseppe Sorrentino	**Titolo:**	Effects of Physical Exercise on Cognitive Functioning and Wellbeing: Biological and Psychological Benefits
di:	National Center for Biotechnology Information (NCBI)	**DOI:**	10.3389/fpsyg.2018.00509
Data:	2018 Apr 27	**Sito web:**	PubMed Central (PMC)
Editore:	Frontiers Media SA		

[s86] - https://pmc.ncbi.nlm.nih.gov/articles/PMC2805706/

Autore:	Fernando Gómez-Pinilla	**Titolo:**	Brain foods: the effects of nutrients on brain function
di:	University of California at Los Angeles School of Medicine	**DOI:**	10.1038/nrn2421
Data:	2008 Jul	**Sito web:**	PubMed Central (PMC)
Editore:	Nature reviews. Neuroscience		

[s87] - https://pmc.ncbi.nlm.nih.gov/articles/PMC9441951/

Autore:	Mateusz Grajek, Karolina Krupa-Kotara, Agnieszka Białek-Dratwa, Karolina Sobczyk, Martina Grot, Oskar Kowalski, Wiktoria Staśkiewicz	**Titolo:**	Nutrition and mental health: A review of current knowledge about the impact of diet on mental health
di:	Medical University of Silesia in Katowice, Katowice, Poland	**DOI:**	10.3389/fnut.2022.943998
Data:	2022 Aug 22	**Sito web:**	PubMed Central (PMC)
Editore:	Frontiers in Nutrition		

[s88] - https://pmc.ncbi.nlm.nih.gov/articles/PMC10083484/

Autore:	Seema Puri, Majida Shaheen, Bhanvi Grover	**Titolo:**	Nutrition and cognitive health: A life course approach
di:	University of Delhi	**DOI:**	10.3389/fpubh.2023.1023907
Data:	2023 Mar 27	**Sito web:**	PubMed Central (PMC)
Editore:	Frontiers in Public Health		

[s89] - https://pmc.ncbi.nlm.nih.gov/articles/PMC7647439/

Autore:	Zev Schuman-Olivier, Marcelo Trombka, David A Lovas, Judson A Brewer, David R Vago, Richa Gawande, Julie P Dunne, Sara W Lazar, Eric B Loucks, Carl Fulwiler	**Titolo:**	Mindfulness and Behavior Change
DOI:	10.1097/HRP.0000000000000277	**Data:**	2020 Nov 6
Sito web:	PMC (PubMed Central)	**Editore:**	Harvard Review of Psychiatry

[s90] - https://pmc.ncbi.nlm.nih.gov/articles/PMC8489050/

Autore:	Mutsuhiro Nakao, Kentaro Shirotsuki, Nagisa Sugaya	**Titolo:**	Cognitive–behavioral therapy for management of mental health and stress-related disorders: Recent advances in techniques and technologies
DOI:	10.1186/s13030-021-00219-w	**Data:**	2021 Oct 3
Sito web:	PubMed Central (PMC)	**Editore:**	BioPsychoSocial Medicine

[s91] - https://www.nimh.nih.gov/health/topics/attention-deficit-hyperactivity-disorder-adhd

Titolo:	Attention-Deficit/Hyperactivity Disorder (ADHD) - National Institute of Mental Health (NIMH)	**di:**	National Institute of Mental Health (NIMH)
Sito web:	National Institute of Mental Health (NIMH)		

[s92] - https://pmc.ncbi.nlm.nih.gov/articles/PMC9103473/

Autore:	Monika Sejbuk, Iwona Mirończuk-Chodakowska, Anna Maria Witkowska	**Titolo:**	Sleep Quality: A Narrative Review on Nutrition, Stimulants, and Physical Activity as Important Factors
di:	Medical University of Bialystok	**DOI:**	10.3390/nu14091912
Data:	2022 May 2	**Sito web:**	PubMed Central (PMC)
Editore:	Nutrients		

[s93] - https://pmc.ncbi.nlm.nih.gov/articles/PMC9794932/

Autore:	Mamata Yadav	**Titolo:**	Diet, Sleep and Exercise: The Keystones of Healthy Lifestyle for Medical Students
di:	KIST Medical College and Teaching Hospital, Imadol, Lalitpur, Nepal	**DOI:**	10.31729/jnma.7355
Data:	2022 Sep 30	**Sito web:**	PubMed Central (PMC)
Editore:	JNMA: Journal of the Nepal Medical Association		

[s94] - https://pmc.ncbi.nlm.nih.gov/articles/PMC9794932/

Autore:	Mamata Yadav	**Titolo:**	Diet, Sleep and Exercise: The Keystones of Healthy Lifestyle for Medical Students
di:	KIST Medical College and Teaching Hospital, Imadol, Lalitpur, Nepal	**DOI:**	10.31729/jnma.7355
Data:	2022 Sep 30	**Sito web:**	PubMed Central (PMC)
Editore:	JNMA: Journal of the Nepal Medical Association		

[s95] - https://pmc.ncbi.nlm.nih.gov/articles/PMC6378489/

Autore:	Katherine R Arlinghaus, Craig A Johnston	**Titolo:**	The Importance of Creating Habits and Routine
di:	University of Houston	**DOI:**	10.1177/1559827618818044
Data:	2018 Dec 29	**Sito web:**	PubMed Central (PMC)
Editore:	American Journal of Lifestyle Medicine		

[s96] - https://www.nia.nih.gov/health/sleep/good-nights-sleep

Titolo:	A Good Night's Sleep	**di:**	National Institute on Aging
Sito web:	National Institute on Aging		

[s97] - https://pmc.ncbi.nlm.nih.gov/articles/PMC6715137/

Autore:	Rachel R Markwald, Imran Iftikhar, Shawn D Youngstedt	**Titolo:**	Behavioral Strategies, Including Exercise, for Addressing Insomnia
di:	College of Health Solutions, Arizona State University; Emory University School of Medicine; College of Nursing and Health Innovation, Arizona State University; Phoenix VA Health Care System	**DOI:**	10.1249/FIT.0000000000000375
Data:	2018 Mar-Apr	**Sito web:**	PubMed Central (PMC)
Editore:	ACSM's health & fitness journal		

[s98] - https://pmc.ncbi.nlm.nih.gov/articles/PMC6148064/

Autore:	Rammohan V Rao	**Titolo:**	Ayurveda and the science of aging
DOI:	10.1016/j.jaim.2017.10.002	**Data:**	2017 Dec 21
Sito web:	PubMed Central (PMC)	**Editore:**	Journal of Ayurveda and Integrative Medicine

[s99] - https://pmc.ncbi.nlm.nih.gov/articles/PMC9103473/

Autore:	Monika Sejbuk, Iwona Mirończuk-Chodakowska, Anna Maria Witkowska	**Titolo:**	Sleep Quality: A Narrative Review on Nutrition, Stimulants, and Physical Activity as Important Factors
di:	Medical University of Bialystok	**DOI:**	10.3390/nu14091912
Data:	2022 May 2	**Sito web:**	PubMed Central (PMC)
Editore:	Nutrients		

[s100] - https://pmc.ncbi.nlm.nih.gov/articles/PMC8470960/

Autore:	Jip Gudden, Alejandro Arias Vasquez, Mirjam Bloemendaal	**Titolo:**	The Effects of Intermittent Fasting on Brain and Cognitive Function
di:	Radboud University Medical Center	**DOI:**	10.3390/nu13093166
Data:	2021 Sep 10	**Sito web:**	PubMed Central (PMC)
Editore:	Nutrients		

[s101] - https://doi.org/10.5271/sjweh.3418

Autore:	Sallinen M	**Titolo:**	Rest breaks – a countermeasure for work-related injuries?
di:	Nordic Association of Occupational Safety and Health (NOROSH)	**DOI:**	10.5271/sjweh.3418
Data:	2014-03-01	**Sito web:**	Scandinavian Journal of Work, Environment & Health
Editore:	Nordic Association of Occupational Safety and Health (NOROSH)		

[s102] - https://pmc.ncbi.nlm.nih.gov/articles/PMC7576576/

Autore:	Mark Cropley, Leif W Rydstedt, David Andersen	**Titolo:**	Recovery from work: testing the effects of chronic internal and external workload on health and well-being
DOI:	10.1136/jech-2019-213367	**Data:**	2020 Nov 1
Sito web:	PubMed Central (PMC)	**Editore:**	Journal of Epidemiology and Community Health

[s103] - https://pmc.ncbi.nlm.nih.gov/articles/PMC6585675/

Autore:	Gerhard Blasche, Barbara Szabo, Michaela Wagner-Menghin, Cem Ekmekcioglu, Erwin Gollner	**Titolo:**	Comparison of rest-break interventions during a mentally demanding task
di:	Medical University of Vienna, University of Applied Sciences Burgenland	**DOI:**	10.1002/smi.2830
Data:	2018 Aug 16	**Sito web:**	PubMed Central (PMC)
Editore:	Stress and Health		

[s104] - https://pubmed.ncbi.nlm.nih.gov/20561270/

Autore:	Orlando C;Levitan EB;Mittleman MA;Steele RJ;Shrier I.	**Titolo:**	The effect of rest days on injury rates
DOI:	10.1111/j.1600-0838.2010.01152.x	**Data:**	2011 Dec
Sito web:	PubMed	**Editore:**	Scand J Med Sci Sports

[s105] - https://pmc.ncbi.nlm.nih.gov/articles/PMC8447039/

Autore:	Knar Sagherian, Clea A McNeely, Linsey M Steege	**Titolo:**	Did rest breaks help with acute fatigue among nursing staff on 12-h shifts during the COVID-19 pandemic? A cross-sectional study
DOI:	10.1111/jan.14944	**Data:**	2021 Jul 5
Sito web:	PubMed Central (PMC)	**Editore:**	Journal of Advanced Nursing

[s106] - https://pubmed.ncbi.nlm.nih.gov/19691365/

Autore:	de Salles BF;Simão R;Miranda F; Novaes Jda S;Lemos A;Willardson JM	**Titolo:**	Rest interval between sets in strength training
DOI:	10.2165/11315230-000000000-00000	**Data:**	2009
Sito web:	PubMed	**Editore:**	Sports Med

[s107] - https://pmc.ncbi.nlm.nih.gov/articles/PMC3951958/

Autore:	Fernando Gomez-Pinilla, Charles Hillman	**Titolo:**	The Influence of Exercise on Cognitive Abilities
di:	UCLA Brain Injury Research Center, Department of Integrative Biology and Physiology, UCLA, Departments of Kinesiology & Community Health, Psychology, and Internal Medicine, the Beckman Institute for Advanced Science and Technology, University of Illinois at Urbana-Champaign	**DOI:**	10.1002/cphy.c110063
Data:	2013 Jan	**Sito web:**	PubMed Central (PMC)
Editore:	Comprehensive Physiology		

[s108] - https://pmc.ncbi.nlm.nih.gov/articles/PMC8470960/

Autore:	Jip Gudden, Alejandro Arias Vasquez, Mirjam Bloemendaal	**Titolo:**	The Effects of Intermittent Fasting on Brain and Cognitive Function
di:	Radboud University Medical Center	**DOI:**	10.3390/nu13093166
Data:	2021 Sep 10	**Sito web:**	PubMed Central (PMC)
Editore:	Nutrients		

[s109] - https://pmc.ncbi.nlm.nih.gov/articles/PMC3252722/

Autore:	Narendra Singh, Mohit Bhalla, Prashanti de Jager, Marilena Gilca	**Titolo:**	An Overview on Ashwagandha: A Rasayana (Rejuvenator) of Ayurveda
di:	International Institute of Herbal Medicine (IIHM), "Carol Davila" University of Medicine and Pharmaceutics	**DOI:**	10.4314/ajtcam.v8i5S.9
Data:	2011 Jul 3	**Sito web:**	PubMed Central (PMC)

[s110] - https://pmc.ncbi.nlm.nih.gov/articles/PMC10251360/

Autore:	Souhad Chbeir, Victor Carrión	**Titolo:**	Resilience by design: How nature, nurture, environment, and microbiome mitigate stress and allostatic load
di:	Department of Psychiatry and Behavioral Sciences, School of Medicine, Stanford University, Stanford, CA 94305, United States	**DOI:**	10.5498/wjp.v13.i5.144
Data:	2023 May 19	**Sito web:**	PubMed Central (PMC)
Editore:	World Journal of Psychiatry		

[s111] - https://pmc.ncbi.nlm.nih.gov/articles/PMC7019700/

Autore:	Anne-Laure Tardy, Etienne Pouteau, Daniel Marquez, Cansu Yilmaz, Andrew Scholey	**Titolo:**	Vitamins and Minerals for Energy, Fatigue and Cognition: A Narrative Review of the Biochemical and Clinical Evidence
di:	Sanofi Consumer Healthcare, Centre for Human Psychopharmacology, Swinburne University	**DOI:**	10.3390/nu12010228
Data:	2020 Jan 16	**Sito web:**	PubMed Central (PMC)
Editore:	Nutrients		

[s112] - https://pmc.ncbi.nlm.nih.gov/articles/PMC7322666/

Autore:	Joseph Firth, James E Gangwisch, Alessandra Borsini, Robyn E Wootton, Emeran A Mayer	**Titolo:**	Food and mood: how do diet and nutrition affect mental wellbeing?
DOI:	10.1136/bmj.m2382	**Data:**	2020 Jun 29
Sito web:	PubMed Central (PMC)	**Editore:**	The BMJ

[s113] - https://pmc.ncbi.nlm.nih.gov/articles/PMC9441951/

Autore:	Mateusz Grajek, Karolina Krupa-Kotara, Agnieszka Białek-Dratwa, Karolina Sobczyk, Martina Grot, Oskar Kowalski, Wiktoria Staśkiewicz	**Titolo:**	Nutrition and mental health: A review of current knowledge about the impact of diet on mental health
di:	Medical University of Silesia in Katowice	**DOI:**	10.3389/fnut.2022.943998
Data:	2022 Aug 22	**Sito web:**	PubMed Central (PMC)
Editore:	Frontiers in Nutrition		

[s114] - https://pmc.ncbi.nlm.nih.gov/articles/PMC2805706/

Autore:	Fernando Gómez-Pinilla	**Titolo:**	Brain foods: the effects of nutrients on brain function
di:	University of California at Los Angeles School of Medicine	**DOI:**	10.1038/nrn2421
Data:	2008 Jul	**Sito web:**	PubMed Central (PMC)
Editore:	Nature reviews. Neuroscience		

[s115] - https://pmc.ncbi.nlm.nih.gov/articles/PMC10719542/

Autore:	Afsana Naaz, Komal N Muneshwar	**Titolo:**	How Maternal Nutritional and Mental Health Affects Child Health During Pregnancy: A Narrative Review
di:	Jawaharlal Nehru Medical College, Datta Meghe Institute of Higher Education and Research, Wardha, IND	**DOI:**	10.7759/cureus.48763
Data:	2023 Nov 13	**Sito web:**	PubMed Central (PMC)
Editore:	Cureus		

[s116] - https://pmc.ncbi.nlm.nih.gov/articles/PMC10631302/

Autore:	Anushree Modak, Vaishnavi Ronghe, Kavita P Gomase	**Titolo:**	The Psychological Benefits of Breastfeeding: Fostering Maternal Well-Being and Child Development
di:	Datta Meghe Institute of Higher Education & Research	**DOI:**	10.7759/cureus.46730
Data:	2023 Oct 9	**Sito web:**	PubMed Central (PMC)
Editore:	Cureus		

[s117] - https://pmc.ncbi.nlm.nih.gov/articles/PMC6148064/

Autore:	Rammohan V Rao	**Titolo:**	Ayurveda and the science of aging
di:	The Buck Institute for Research on Aging, California College of Ayurveda	**DOI:**	10.1016/j.jaim.2017.10.002
Data:	2017 Dec 21	**Sito web:**	PubMed Central (PMC)
Editore:	Journal of Ayurveda and Integrative Medicine		

[s118] - https://pmc.ncbi.nlm.nih.gov/articles/PMC7019700/

Autore:	Anne-Laure Tardy, Etienne Pouteau, Daniel Marquez, Cansu Yilmaz, Andrew Scholey	**Titolo:**	Vitamins and Minerals for Energy, Fatigue and Cognition: A Narrative Review of the Biochemical and Clinical Evidence
di:	Sanofi Consumer Healthcare, Swinburne University	**DOI:**	10.3390/nu12010228
Data:	2020 Jan 16	**Sito web:**	PubMed Central (PMC)
Editore:	Nutrients		

[s119] - https://pmc.ncbi.nlm.nih.gov/articles/PMC9441951/

Autore:	Mateusz Grajek, Karolina Krupa-Kotara, Agnieszka Białek-Dratwa, Karolina Sobczyk, Martina Grot, Oskar Kowalski, Wiktoria Staśkiewicz	**Titolo:**	Nutrition and mental health: A review of current knowledge about the impact of diet on mental health
di:	Medical University of Silesia in Katowice	**DOI:**	10.3389/fnut.2022.943998
Data:	2022 Aug 22	**Sito web:**	PubMed Central (PMC)
Editore:	Frontiers in Nutrition		

[s120] - https://pmc.ncbi.nlm.nih.gov/articles/PMC10911321/

Autore:	Alka A Subramanyam, Mansi Somaiya, Avinash De Sousa	**Titolo:**	Mental health and well-being in children and adolescents
di:	PubMed Central (PMC)	**DOI:**	10.4103/indianjpsychiatry.indianjpsychiatry_624_23
Data:	2024 Jan 24	**Sito web:**	PMC
Editore:	Indian Journal of Psychiatry		

[s121] - https://pmc.ncbi.nlm.nih.gov/articles/PMC7292584/

Autore:	Amy Orben, Livia Tomova, Sarah-Jayne Blakemore	**Titolo:**	The effects of social deprivation on adolescent development and mental health
DOI:	10.1016/S2352-4642(20)30186-3	**Data:**	2020 Jun 12
Sito web:	PubMed Central (PMC)	**Editore:**	The Lancet. Child & Adolescent Health

[s122] - https://www.nia.nih.gov/health/brain-health/cognitive-health-and-older-adults

Titolo:	Cognitive Health and Older Adults	**di:**	National Institute on Aging (NIA)
Sito web:	National Institute on Aging		

[s123] - https://pmc.ncbi.nlm.nih.gov/articles/PMC9490697/

Autore:	Lasse Brandt, Shuyan Liu, Christine Heim, Andreas Heinz	**Titolo:**	The effects of social isolation stress and discrimination on mental health
DOI:	10.1038/s41398-022-02178-4	**Data:**	2022 Sep 21
Sito web:	PubMed Central (PMC)	**Editore:**	Translational Psychiatry

[s124] - https://pmc.ncbi.nlm.nih.gov/articles/PMC3150158/

Autore:	Debra Umberson, Jennifer Karas Montez	**Titolo:**	Social Relationships and Health: A Flashpoint for Health Policy
DOI:	10.1177/0022146510383501	**Data:**	2010
Sito web:	PubMed Central (PMC)	**Editore:**	Journal of health and social behavior

[s125] - https://pmc.ncbi.nlm.nih.gov/articles/PMC6125010/

Autore:	Jessica Martino, Jennifer Pegg, Elizabeth Pegg Frates	**Titolo:**	The Connection Prescription: Using the Power of Social Interactions and the Deep Desire for Connectedness to Empower Health and Wellness
DOI:	10.1177/1559827615608788	**Data:**	2015 Oct 7
Sito web:	PubMed Central (PMC)	**Editore:**	American Journal of Lifestyle Medicine

[s126] - https://pmc.ncbi.nlm.nih.gov/articles/PMC6920243/

Autore:	Theresa Lahousen, Human Friedrich Unterrainer, Hans-Peter Kapfhammer	**Titolo:**	Psychobiology of Attachment and Trauma—Some General Remarks From a Clinical Perspective
di:	University Clinic for Psychiatry and Psychotherapeutic Medicine, Medical University Graz, Center for Integrative Addiction Research (CIAR), Grüner Kreis Society, Institute of Religious Studies, University of Vienna	**DOI:**	10.3389/fpsyt.2019.00914
Data:	2019 Dec 12	**Sito web:**	PubMed Central (PMC)
Editore:	Frontiers in Psychiatry		

[s127] - https://pmc.ncbi.nlm.nih.gov/articles/PMC10490081/

Autore:	Masoud Heidari, Yalda Khodadadi Jokar, Shirin Madani, Sharifeh Shahi, Mohammad Sharif Shahi, Mohammad Goli	**Titolo:**	Influence of Food Type on Human Psychological–Behavioral Responses and Crime Reduction
di:	Islamic Azad University	**DOI:**	10.3390/nu15173715
Data:	2023 Aug 25	**Sito web:**	PubMed Central (PMC)
Editore:	Nutrients		

[s128] - https://pmc.ncbi.nlm.nih.gov/articles/PMC7366948/

Autore:	Gary W Small, Jooyeon Lee, Aaron Kaufman, Jason Jalil, Prabha Siddarth, Himaja Gaddipati, Teena D Moody, Susan Y Bookheimer	**Titolo:**	Brain health consequences of digital technology use
di:	Department of Psychiatry and Biobehavioral Sciences and Semel Institute for Neuroscience and Human Behavior, the UCLA Longevity Center, David Geffen School of Medicine at the University of California, Los Angeles, California, US	**DOI:**	10.31887/DCNS.2020.22.2/gsmall
Data:	2020 Jun	**Sito web:**	PubMed Central (PMC)
Editore:	Dialogues in Clinical Neuroscience		

[s129] - https://pmc.ncbi.nlm.nih.gov/articles/PMC3951958/

Autore:	Fernando Gomez-Pinilla, Charles Hillman	**Titolo:**	The Influence of Exercise on Cognitive Abilities
DOI:	10.1002/cphy.c110063	**Data:**	2013 Jan
Sito web:	PubMed Central (PMC)	**Editore:**	Comprehensive Physiology

[s130] - https://pmc.ncbi.nlm.nih.gov/articles/PMC6787147/

Autore:	Jacobo Mintzer, Keaveny Anne Donovan, Arianne Zokas Kindy, Sarah Lenz Lock, Lindsay R Chura, Nicholas Barracca	**Titolo:**	Lifestyle Choices and Brain Health
DOI:	10.3389/fmed.2019.00204	**Data:**	2019 Oct 4
Sito web:	PubMed Central (PMC)	**Editore:**	Frontiers in Medicine

[s131] - https://pmc.ncbi.nlm.nih.gov/articles/PMC7647439/

Autore:	Zev Schuman-Olivier, Marcelo Trombka, David A Lovas, Judson A Brewer, David R Vago, Richa Gawande, Julie P Dunne, Sara W Lazar, Eric B Loucks, Carl Fulwiler	**Titolo:**	Mindfulness and Behavior Change
DOI:	10.1097/HRP.0000000000000277	**Data:**	2020 Nov 6
Sito web:	PMC		

Fonti delle immagini

Le immagini non elencate sono state create internamente o acquisite con licenza appropriata. Tutti i diritti sono riservati per queste immagini.

Per tutte le altre immagini elencate qui:
Nessuna delle immagini è stata modificata, è stata adattata solo la risoluzione. Nella versione eBook, le immagini sono state compilate in collage numerati. Tutte le immagini rimangono soggette alla loro licenza originale e vengono utilizzate secondo i rispettivi termini di licenza. Se riscontri errori di attribuzione o altre discrepanze, contattaci.

Data della revisione finale dell'immagine: 2025-02-14.

Licenza utilizzata

CC0	http://creativecommons.org/publicdomain/zero/1.0/deed.en

Crediti immagini

[i1] - 001_001_001_image_neuronale_migration.jpeg
https://upload.wikimedia.org/wikipedia/commons/0/06/GnRH_Neuron.png

Date:	2014-11-27	**di:**	Neuroez
Artista:	B. Ian Hutchins and Susan Wray	**License:**	Public domain

[i2] - 001_001_001_image_alphalinolensaeure.jpeg
https://upload.wikimedia.org/wikipedia/commons/c/c5/Linolenic-acid-3D-vdW.png

Date:	2017-10-10	**di:**	Mykhal
License:	Public domain		

[i3] - 001_001_003_image_enzym.jpeg
https://upload.wikimedia.org/wikipedia/commons/7/78/Purine_Nucleoside_Phosphorylase.jpg

Date:	2004-12-17	**di:**	Chris 73
License:	Public domain		

[i4] - 001_001_003_image_supplementierung.jpeg
https://upload.wikimedia.org/wikipedia/commons/f/f1/Iodine_pills.jpg

Date:	2014-12-02	**di:**	Mx. Granger
License:	CC0		

[i5] - 001_002_001_image_mediterrane_ernaehrung.jpeg
https://upload.wikimedia.org/wikipedia/commons/1/18/Mediterranean_diet_food_pyramid_%28en%29.jpg

Date:	2010	**di:**	El Mono Español
Artista:	Fundación Dieta Mediterránea (Mediterranean Diet Foundation, FDM)	**License:**	CC0

[i6] - 001_002_003_image_insulin.jpeg
https://upload.wikimedia.org/wikipedia/commons/5/57/Human-insulin-hexamer-3D-ribbons.png

Date:	2007-04-22	**di:**	Benjah-bmm27
License:	Public domain		

[i7] - 001_003_002_image_darmmikrobiom.jpeg
https://upload.wikimedia.org/wikipedia/commons/6/6c/Bacteroides_biacutis_01.jpg

Date:	2007-03-29	**di:**	Angusmclellan
Artista:	US gov	**License:**	Public domain

[i8] - 001_003_003_image_tryptophan.jpeg
https://upload.wikimedia.org/wikipedia/commons/1/13/L-tryptophan-3D-balls.png

Date:	2007-03-04	**di:**	Benjah-bmm27
License:	Public domain		

[i9] - 002_001_001_image_herz.jpeg
https://upload.wikimedia.org/wikipedia/commons/8/85/Human_heart_male_adult_autopsy.jpg

Date:	2017-03-13	**di:**	Jebulon
License:	CC0		

[i10] - 002_001_001_image_lunge.jpeg
https://upload.wikimedia.org/wikipedia/commons/6/61/The_human_lungs.png

Date:	2008-02-10	**di:**	Tyrol5
Artista:	LadyofHats	**License:**	Public domain

[i11] - 002_001_002_image_gehirn.jpeg
https://upload.wikimedia.org/wikipedia/commons/5/50/Computed_tomography_of_human_brain_-_large.png

Date:	Uploaded	**di:**	Shashi.
Artista:	Mikael Häggström	**License:**	CC0

[i12] - 002_001_003_image_bdnf.jpeg
https://upload.wikimedia.org/wikipedia/commons/a/aa/BDNF_NT4.png

Date:	2023-12-20	**di:**	·Solembum·
License:	CC0		

[i13] - 002_001_003_image_cortisol.jpeg
https://upload.wikimedia.org/wikipedia/commons/c/c0/Cortisol-3D-balls.png

Date:	2008-05-26	**di:**	Benjah-bmm27
Artista:	Ben Mills	**License:**	Public domain

[i14] - 002_002_001_image_widerstandstraining.jpeg
https://upload.wikimedia.org/wikipedia/commons/5/5f/Football_strength_image.jpg

Date:	2012-01-02	**di:**	Kam012069
License:	CC0		

[i15] - 002_002_002_image_dynamisches_dehnen.jpeg
https://upload.wikimedia.org/wikipedia/commons/c/cf/-ecyber18_PE_WILLISON_%2842020235535%29.jpg

Date:	2018-06-20	**di:**	Tyler ser Noche
Artista:	U.S. Army RDECOM	**License:**	Public domain

[i16] - 002_003_001_image_yoga.jpeg
https://upload.wikimedia.org/wikipedia/commons/f/fd/Flickr_-_The_U.S._Army_-_Yoga_with_Indian_soldier
s.jpg

Date:	2008-10-11	**di:**	Boing-boing
Artista:	The U.S. Army	**License:**	Public domain

[i17] - 002_003_002_image_asana.jpeg
https://upload.wikimedia.org/wikipedia/commons/d/d7/Anahata_yoga_class.jpg

Date:	2005-07-18	**di:**	BigrTex
Artista:	User:Nemonoman	**License:**	Public domain

[i18] - 002_003_003_image_amygdala.jpeg
https://upload.wikimedia.org/wikipedia/commons/9/9d/Amygdala_position.png

Date:	2008-01-16	**di:**	Gustavocarra
Artista:	Unknown authorUnknown author	**License:**	Public domain

[i19] - 002_003_003_image_graue_substanz.jpeg
https://upload.wikimedia.org/wikipedia/commons/d/de/Visible_Human_head_slice.jpg

Date:	ca. November 1995; date of modification 11-4-2008	**di:**	Looie496
License:	Public domain		

[i20] - 003_001_002_image_neuroplastizitaet.jpeg
https://upload.wikimedia.org/wikipedia/commons/d/de/Neuroplasticity.jpg

Date:	2020-11-11	**di:**	Neuroscience49
Artista:	Lauren Moriarty	**License:**	CC0

[i21] - 003_003_002_image_neurofeedback.jpeg
https://upload.wikimedia.org/wikipedia/commons/f/fb/EEG_early_studies_edited.jpg

Date:	2022-04-23	**di:**	Ras67
Artista:	D Smith	**License:**	Public domain

[i22] - 003_003_002_image_kognitives_training.jpeg
https://upload.wikimedia.org/wikipedia/commons/1/17/Cassette_with_mental_training_against_dental_fear.jp
g

Date:	Photo	**di:**	Riggwelter
Artista:	Peter Häll, Swedish National Museum of Science and Technology	**License:**	CC0

[i23] - 003_003_003_image_ergonomische_moebel.jpeg
https://upload.wikimedia.org/wikipedia/commons/4/47/Hulkee_Lounge_Chair.jpg

Date:	2025-01-10	**di:**	Bim24
License:	CC0		

[i24] - 003_003_003_image_noisecancellingkopfhoerer.jpeg
https://upload.wikimedia.org/wikipedia/commons/f/fd/Bose_QC2_in_Case_1.jpg

Date:	12 August 2005	**di:**	File Upload Bot (Magnus Manske)
Artista:	Mark Kim	**License:**	Public domain

[i25] - 003_003_003_image_zeitmanagement.jpeg
https://upload.wikimedia.org/wikipedia/commons/f/fe/We_Must_Use_Time_AS_a_Tool_Not_As_a_Couch.jp
g

Date:	2024-06-19	**di:**	Starkmend
License:	CC0		

[i26] - 003_003_003_image_todoliste.jpeg
https://upload.wikimedia.org/wikipedia/commons/b/b9/To_do_list_%2828123133694%29.jpg

Date:	2016-08-03	**di:**	Юрий Д.К.
Artista:	freestocks.org	**License:**	CC0

[i27] - 004_001_001_image_melatonin.jpeg
https://upload.wikimedia.org/wikipedia/commons/a/a9/Melatonin_molecule_spacefill.png

Date:	2011-08-24	**di:**	Jynto
License:	CC0		

[i28] - 004_001_001_image_ohrstoepsel.jpeg
https://upload.wikimedia.org/wikipedia/commons/b/b8/Disposable_foam_earplugs.jpg

Date:	2021-08-31	**di:**	Fornax
License:	Public domain		

[i29] - 004_001_001_image_schallschutzfenster.jpeg
https://upload.wikimedia.org/wikipedia/commons/6/61/US_Navy_080731-N-3674H-014_Constructionman_Krista_Beech%2C_assigned_to_Naval_Mobile_Construction_Battalion_%28NMCB%29_74%2C_helps_install_a_window_at_the_USO_at_Camp_Virginia%2C_Kuwait.jpg

Date:	2008-07-29	**di:**	BotMultichillT
Artista:	U.S. Navy photo by Mass Communication Specialist 2nd Class John Hulle	**License:**	Public domain

---

[i30] - 004_001_001_image_whitenoisegeraet.jpeg
https://upload.wikimedia.org/wikipedia/commons/6/65/Digital-clock-radio-premium.jpg

Date:	30 September 2005	**di:**	Tysto
License:	Public domain		

[i31] - 004_001_002_image_meditation.jpeg
https://upload.wikimedia.org/wikipedia/commons/0/00/Meditation_Focus_Point.jpg

Date:	2024-12-12	**di:**	Bondigoldwiki
License:	CC0		

[i32] - 004_001_003_image_autogenes_training.jpeg
https://upload.wikimedia.org/wikipedia/commons/e/e9/DK-Haltung.jpg

Date:	1980-01-01	**di:**	Neuthaler
License:	Public domain		

[i33] - 004_001_003_image_schlafzimmer.jpeg
https://upload.wikimedia.org/wikipedia/commons/b/b3/Bedroom_in_Standen_House_2024-10-08.jpg

Date:	2024-10-08	**di:**	Onthewings
Artista:	Andy Li	**License:**	CC0

[i34] - 004_002_001_image_nonrapid_eye_movement.jpeg
https://upload.wikimedia.org/wikipedia/commons/3/3a/A_child_sleeping.jpg

Date:	2007-04-23	**di:**	Alessandro Zangrilli
License:	Public domain		

[i35] - 004_002_001_image_zirkadianer_rhythmus.jpeg
https://upload.wikimedia.org/wikipedia/commons/e/eb/Young_Pineal_Gland_Hematoxylin_and_Eosin_Staining_%2833496198538%29.jpg

Date:	2019-03-04	**di:**	Meisam
Artista:	Berkshire Community College Bioscience Image Library	**License:**	CC0

[i36] - 004_002_002_image_atemuebungen.jpeg
https://upload.wikimedia.org/wikipedia/commons/a/a8/Colleges_and_Universities_-_Harvard_University_-_Class_in_breathing_exercises%2C_Weld_Boat_Club%2C_Cambridge%2C_Massachusetts_-_NARA_-_26426652.jpg

Date:	Taken	**di:**	US National Archives bot
Artista:	class="fn value"> Unknown authorUnknown author or not provided	**License:**	Public domain

---

[i37] - 004_002_002_image_digitalisierung.jpeg
https://upload.wikimedia.org/wikipedia/commons/c/c6/Mrs._Carter_and_Mental_Health_Commission_Members_-_DPLA_-_bfe51174e20d14459ac8186182acf677.jpg

Date:	3 August 1977	**di:**	DPLA bot
Artista:	President (1977-1981 : Carter). White House Staff Photographers. 1/20/1977-1/20/1981	**License:**	Public domain

---

[i38] - 004_002_003_image_achtsamkeitsuebungen.jpeg
https://upload.wikimedia.org/wikipedia/commons/9/98/Sukhesikarama_Mindful_Forest_Meditation_Center.jpg

Date:	2024-02-15	**di:**	Cun Cun
License:	CC0		

[i39] - 004_003_002_image_energie.jpeg
https://upload.wikimedia.org/wikipedia/commons/1/13/Lightning_over_Oradea_Romania_3.jpg

Date:	2005-08-17	**di:**	Diego pmc
Artista:	Mircea Madau	**License:**	Public domain

[i40] - 004_003_002_image_stress.jpeg
https://upload.wikimedia.org/wikipedia/commons/6/62/Canva_-_Woman_Feeling_Emotional_Stress.jpg

Date:	2016-07-04	**di:**	Carovinc2
Artista:	MismibaTinasheMadando	**License:**	CC0

[i41] - 004_003_003_image_adaptogen.jpeg
https://upload.wikimedia.org/wikipedia/commons/b/b8/Panax_quinquefolius.jpg

Date:	2006-02-08	**di:**	MPF
License:	Public domain		

[i42] - 004_003_003_image_autophagie.jpeg
https://upload.wikimedia.org/wikipedia/commons/8/87/Autophagosomes.jpg

Date:	2009	**di:**	Genericuser
License:	Public domain		

[i43] - 005_001_001_image_neuronale_differenzierung.jpeg
https://upload.wikimedia.org/wikipedia/commons/1/1b/Differentiation_Neural_Progenitors.jpg

Date:	2011-03-16	**di:**	CFCF
Artista:	National Institutes of Health (NIH)	**License:**	Public domain

[i44] - 005_001_001_image_axon.jpeg
https://upload.wikimedia.org/wikipedia/commons/4/49/Nerve_fibers_%2849644599417%29.jpg

Date:	2020-03-02	**di:**	Ser Amantio di Nicolao
Artista:	NIH Image Gallery	**License:**	Public domain

[i45] - 005_001_001_image_nervenzelle.jpeg
https://upload.wikimedia.org/wikipedia/commons/7/73/Layers_of_nerve_cells_in_the_retina.jpg

Date:	2008-11-06	**di:**	Ooligan
Artista:	National Institutes of Health (NIH)	**License:**	Public domain

[i46] - 005_001_002_image_hypothalamus.jpeg
https://upload.wikimedia.org/wikipedia/commons/b/b6/Hypothalamus.jpg

Date:	2005-07-06	**di:**	Methoxyroxy~commonswiki
License:	Public domain		

[i47] - 005_001_002_image_mediterrane_ernaehrungsweise.jpeg
https://upload.wikimedia.org/wikipedia/commons/8/8b/Michael_Taylor_and_colleagues_visit_the_farm_stand_owned_by_the_Spear_family_in_Waldoboro.jpg

Date:	2013-08-18	**di:**	Darlenefrivera
Artista:	The U.S. Food and Drug Administration	**License:**	Public domain

[i48] - 005_001_003_image_magnesium.jpeg
https://upload.wikimedia.org/wikipedia/commons/d/dd/Magnesium.jpg

Date:	2007-05-23	**di:**	Renamed user EUgxCtTxPS
Artista:	Maral10	**License:**	Public domain

[i49] - 005_002_001_image_koerpersprache.jpeg
https://upload.wikimedia.org/wikipedia/commons/a/af/Crwys_Road_Welsh-medium_infants_school%2C_Cardiff_%285204674676%29.jpg

Date:	2010-11-24	**di:**	Jason.nlw
Artista:	Geoff Charles	**License:**	CC0

[i50] - 005_002_001_image_reflektierendes_zuhoeren.jpeg
https://upload.wikimedia.org/wikipedia/commons/1/1e/160816-N-UM054-001_160816-N-UM054-001.jpg

Date:	Taken	**di:**	Fæ
Artista:	Yasmine T Muhammad	**License:**	Public domain

[i51] - 005_002_002_image_ernaehrungsgewohnheiten.jpeg
https://upload.wikimedia.org/wikipedia/commons/2/24/Children_are_taught_good_eating_habits_at_nursery_established_by_the_Health_for_Victory_Club_8b06575v.jpg

Date:	2015-06-30	**di:**	Slowking4
Artista:	Ann Rosener	**License:**	Public domain

[i52] - 005_002_003_image_ehrenamt.jpeg
https://upload.wikimedia.org/wikipedia/commons/5/56/Volunteerism_and_Community_Service_in_Ukraine_Photo_Contest_Volunteerism_and_Community_Service_in_Ukraine_Photo_Contest%2C_Sept-Nov%2C_2013_%2810959030576%29.jpg

Date:	2010-01-15	**di:**	OceanAtoll
Artista:	U.S. Embassy Kyiv Ukraine	**License:**	Public domain

[i53] - 005_002_003_image_kochkurs.jpeg
https://upload.wikimedia.org/wikipedia/commons/d/d9/ZSP2_%E2%80%93_cooking_school_in_Tomasz%C3%B3w_Mazowiecki%2C_class_room.jpg

Date:	2020-06-05	**di:**	WrS.tm.pl
License:	Public domain		

[i54] - 005_002_003_image_chor.jpeg
https://upload.wikimedia.org/wikipedia/commons/5/5e/Choir_Lira.jpg

Date:	вересень	**di:**	UWCTransferBot
Artista:	Власне	**License:**	Public domain

[i55] - 005_002_003_image_gartenverein.jpeg
https://upload.wikimedia.org/wikipedia/commons/d/d2/Community_gardening%2C_East_Vancouver.jpg

Date:	29 April 2006	**di:**	File Upload Bot (Magnus Manske)
Artista:	Hu Gadarn	**License:**	Public domain

[i56] - 005_003_003_image_aktives_lernen.jpeg
https://upload.wikimedia.org/wikipedia/commons/2/2a/Clean_up_at_Regional_Institute_for_Active_Learning_DVIDS131053.jpg

Date:	2008-11-15	**di:**	Fæ
Artista:	Petty Officer 3rd Class Brian Goodwin	**License:**	Public domain

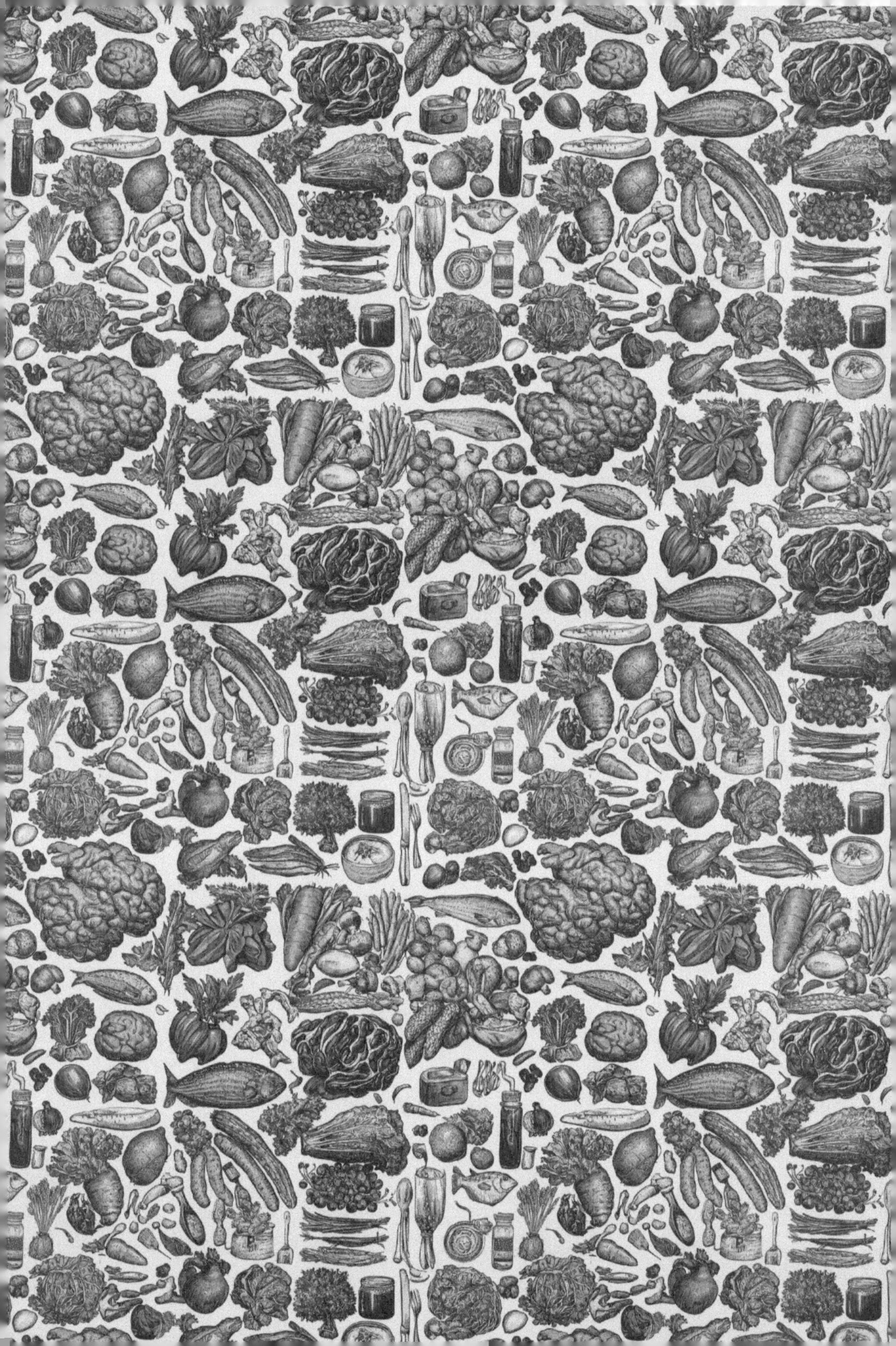

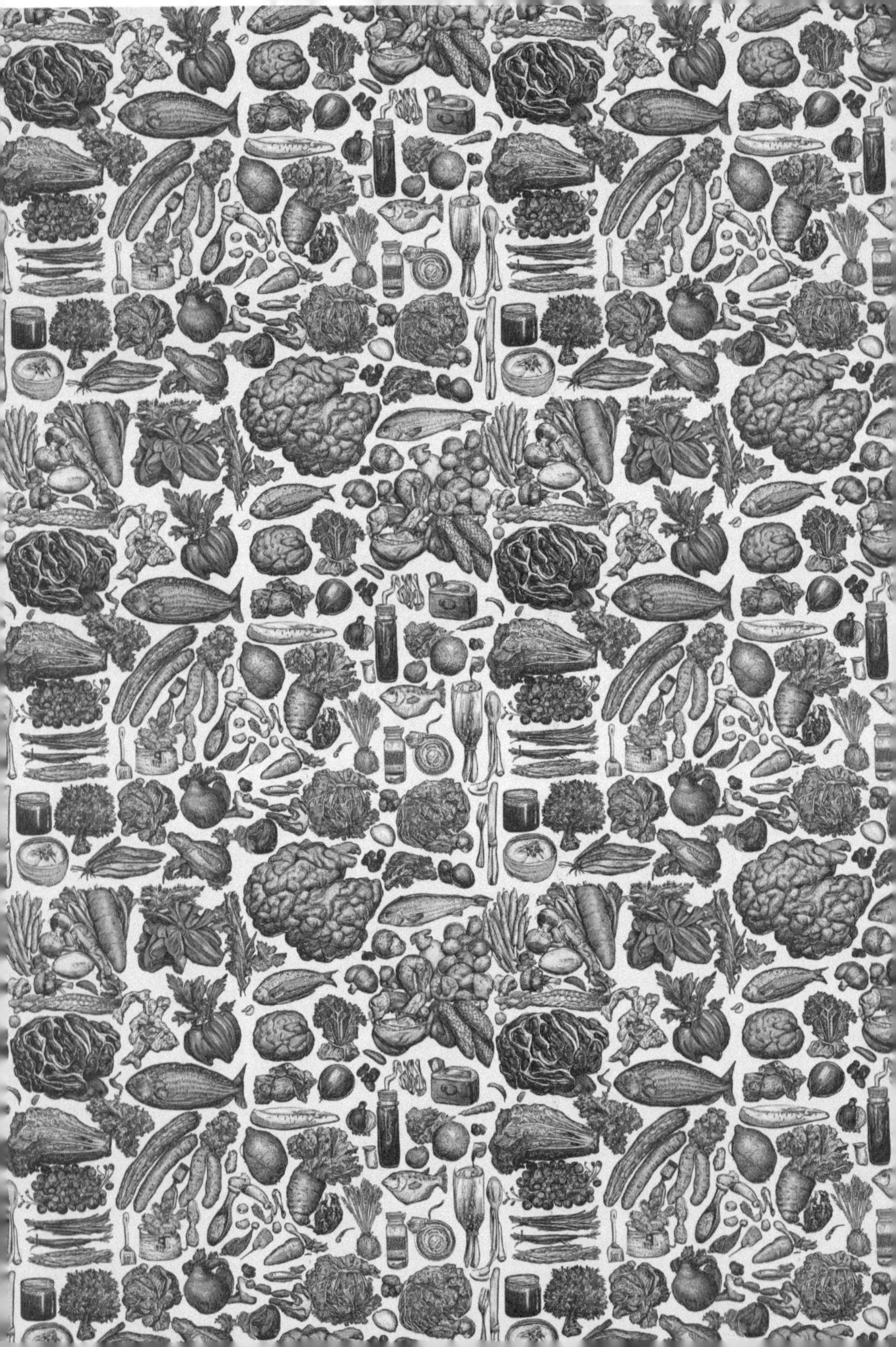

MIX
Papier | Fördert
gute Waldnutzung
FSC® C083411

Kolibri 360 GmbH
Ferdinand-Jühlke-Straße 7
99095 Erfurt, Deutschland
produktsicherheit@kolibri360.de